歴史文化ライブラリー
389

江戸時代の医師修業

学問・学統・遊学

海原　亮

吉川弘文館

目　次

医師の身分と学問——プロローグ

　ずいぶんと前の話になる。江戸時代の医療を題材としたテレビドラマが話題だ、とある学生さんが教えてくれた。私は生来の天の邪鬼と、食わず嫌いのせいで、そういう番組を視る習慣がない（ごく一部の韓流時代劇にハマった経験はあるけれど）。そのときはさすがに後学のため、ちょっと眺めてみようかと思ったものの、結局やめてしまった。

　たぶん想像するに、戦後マンガ界の巨匠手塚治虫が描いた名作『陽だまりの樹』とかに刺激を受けて、ストーリーを創ったのだろう。タイムスリップ物らしいので、時代考証はたいへんかもしれない。そういえば、医療モノの歴史ドラマは、昔から一定の需要があるみたいだ。最近の歴史ブームは、医学史の分野にまで及んでいるのか、などと適当な感想で済ませ、いまだにＤＶＤもチェックしていない。

もちろん、歴史上の医師たちがドラマのような人生を送った人ばかりでないことくらい、視る側だって、百も承知である。そこは番組だから演出は不可欠だけど、きっとおおかたの医師は実のところ平凡、いや単調で、堅苦しい毎日を繰り返していたことだろう。そんな彼らのライフヒストリーを取り上げ、魅力的で刺激あふれる作品を創っていくスキルには、とにかく感心させられるばかりだ。

私がたいがいフィクションを苦手と感じるのは、黙って視ていると「主人公の日常はどんなだったろう?」とか「彼はどうやって生計を立てているの?」などと、まるで無粋な疑問ばかり思いついてしまうからだと思う。この手の問いかけは、実際に私が前からよく聞かれたもので、まともに答えようとすると、実はなかなか難しい。むしろ私のほうが「何かよい史料はないですか?」と聞きたいくらいである。

とらえにくい医師の身分

よく知られているように、江戸時代は身分制の社会だった。だが、医師という存在に限っては、その考えかたにおさまるかどうか、少しばかり検討を必要とする。彼らの身分をどうとらえるか?は、私にとって同じように答えに窮する質問である。

武士身分の医師はたくさんいたし、平民身分である町医《ちょうい》・在村医《ざいそんい》が全国各地の町や村で活躍した一方、被差別階層とみなされる者もいた。私のような、浅学による容易な定義を許さない。要するに多種多様だ、といいきるのが最も正解に近そうである。まして彼らの暮らしとか、診療活動の実態は、これまであまり明らかにされてこなかった。

一九九〇年代に入るころから、おもに江戸時代の身分制に関する議論が、学界で熱心に取り組まれはじめる。むかしから通りのいい「士農工商」といった概念をいったん脇におき、あらためて歴史上の存在のひとつひとつに着目し、ていねいに調べていくのである（『身分的周縁と近世社会』シリーズ、吉川弘文館、二〇〇六〜〇八年などを参照）。

私もその流れに乗っかって、江戸時代の医師を取り上げ、若干の検討をおこなったが、医師の職分の中身をまとめること、そして彼らの身分上の特徴を整理していく作業は、やはりたいへん難しかった、との印象が記憶に残っている。

医療の課題に向き合う

さまざまなポジションで活躍をみせた医師たち。彼らの職分《しょくぶん》に何がしか共通点があるとすれば、それは「医に関する知識・技術を所有し、それを根拠として診療活動をおこない、社会に一定の地位を確保した」ことに尽きる。この指摘は、彼らについての、まずは確かな説明となり得るだろう。

私の見解だと、江戸時代を通じて、人びとの病気や医療に関する課題が、国家レベルで検討されることは、ほとんどなかった。例外的に享保《きょうほう》期は、将軍徳川吉宗《よしむね》の肝《きも》いりで、漢訳洋書の輸入緩和や小石川養生所《こいしかわようじょうしょ》の設置、採薬調査・薬園整備・朝鮮人参の国産化計画など、医療関係の施策が次々と実現している。先行研究では、これらをもって、社会衛生・公共医療の確立、と評価する向きもある。ここに掲げたような政策は、都市問題とか幕府財政の課題に正面から向き合ったものと高く評価できるが、どれも恒常的な制度として成熟することはなかった。したがって、世間一般の医療環境に与えた影響は、さほど大きくないはずである。

医療の問題を真摯にとらえ、的確な対応をみせたのは、むしろ村落共同体や地域社会のまとまり、せいぜい藩の単位だった。だからというべきか、当時、医界（医に関する知識・技術を考究する学界、と定義したい）で活躍し、いまもその名前が残る医師たちの多くは「藩医《はんい》」身分の人びとである。藩医とは、全国の諸藩に雇われた武士のことだ。なかには「定府《じょうふ》」を命ぜられ、ずっと江戸で活動する医師もいたが、基本的に彼らは、その領域が抱えている課題に応じて、自身のもつスキルを発揮した。

医師身分と学問

藩医をはじめ、公儀《こうぎ》（幕府や藩を示す、当時の表現。以下、本書ではこの用語を頻繁に用いていく）に仕える者は、それぞれ禄高《ろくだか》・扶持高《ふちだか》といった目にみえる給与の指標をもっている。だがそれ以外、町医《ちょうい》・在村医《ざいそんい》の場合、公儀による身分の保障がないから、それぞれ自助努力で生計を維持しなくてはならない。

単純に考えて、医師が社会で活動するためには、次のような要件が不可欠であろう。

(1)診療の設備や手術器具など、用具類を所有すること。

(2)業務を成立させる患者の確保。患者サイドからの信用を得て獲得されるテリトリー=診療圏を確保すること。業務を継承するさい、前任者のそれを引き継ぐことが多い。

(3)医師が独自に蓄積する、学問と臨床の経験。

このうち(3)は、前に述べた「医に関する知識・技術」と同じことである。公儀=幕府は自らが雇った医師の「給与の指標」こそ定めたものの、医師身分とは何か?をはっきり定義することが、最後までなかった。ゆえに、ここで掲げた(1)~(3)も、身分を構成する絶対条件とはいえず、あくまで枝葉の要素である。

医師としての力量を測るモノサシがない社会で、それを正しく評価するに、ふさわしい手段とは何か。医師がどれほど知識・技術を所有しているか、それを質《ただ》す最も簡単なやりかたは、彼自身の師弟関係=「学統」を示すことであった。すなわち、

(4)「学問」=知識・技術の所有を証明するには、誰のところでどれくらいの期間、何を学んだのか?

というキャリア、就学の履歴を語るのが、最も手っ取り早い方法と考えられたのだ。

このような論理を踏まえれば、当時の医師たちが、学統というものをとくに重視したことは自明だろう。公儀による身分保障は、あくまで副次的な要素なのである。

医師になるための手順

最新の知識・技術を求めて高名な医家《いか》の門をたたき、そこで習得した学問はたちまち、自身の貴重な財産となる。だから、多くの医師が複数の学塾を渡り歩く。そして彼らは、誰もがよく似たライフコースを辿った。典型は、次のようなパターンである。

はじめに、自分が住んでいる地域の手習い師匠から、基礎的な教養を学ぶ。そのなかでとくに優秀な者が選抜され、近隣の町や村の医師のもとへ弟子入り、そこで医学の初歩を習う。師匠の同意が得られると、高度な技術を習うため近くの都市へ出向き、医学塾で鍛錬する。さらには三都（江戸・京都・大坂）や長崎など、医学の先進地へ「遊学」（修業の旅。本書では以下、この表現をおもに使用する）に出かける。このような流れである。

当時は、家を中心とした社会であったから、医師の家に生まれた者ならば、とうぜん一度は医師を志すだろう。一方、百姓や町人であっても、長男でなく継ぐべき家をもたないとき、医の道に転ずるという選択肢があった。なかには身分制度の枠を嫌って、自由意思で医を生活の糧とする者すらみられた。

学統システムの功罪

現代とは違って江戸時代には、全国一律の医師免許制度が存在しなかった。一八〇一年（享和元）に尾張藩《おわりはん》で、医師門弟の登録と開業の許認可制を採用したケースこそ知られるが、これはきわめて例外的である。

一般に医師になりたいと希望し、それなりの技量を身につければ、それを職業とするチャンスは確かにあった。おそらくこのことをさして「誰でも医師になれた」と説明する解説書も多いけれど、それはちょっと単純すぎるコメントで、史実とは違う。

医師としてきちっと収入を得ようとすれば、何より同じテリトリーで活動する他の医師からいちおう承認を得る必要がある。そのさい、専業の医師と素人のあいだに境界はない。業務上の熟達をみきわめる手だてがないから、学統の重要性はひときわ増す。

一般に芸能・文化の世界、とくに特殊な技能を必要とする一部の生業では、古くから構成員を集団に編成し、独自の論理を保ちながら、経営の安定を図ろうとするケースが目立った。医の学統も、それと同じ構造をもっている。医師たちは、専門性の高い知識・技術を得るため、いずれかの学統に所属し、互いに競い合って学問の習得につとめる。

学統の一部は、公儀に近づいて、権威を求めようとしたが、必ずしも成功していない。一七六五年（明和二）、多紀元孝《たきもとたか》（安元、一六九五〜一七六六）が私塾躋寿館《せいじゅかん》を開いたさい、幕府は神田佐久間町《かんださくまちょう》の天文台跡地を提供し、建物の普請に補助を与えている。躋寿館は、一七九一年（寛政《かんせい》三）に医学館と改称し、幕府の直轄機関となる。多紀家は、確かに漢方学統を主導し、医制の枢要を担った。けれども彼らの学問が漢方の流派を掌握したり、まとめたわけでは決してない。多紀家の学統は、公儀の権力とは一線を画し、独特の立ち位置で成立したと理解すべきである。

もっとも、学統という仕組みには、弊害が避けられない。学問の正統を確保する目的で自分たちの知識・技術を秘伝とし、内部で寡占《かせん》・独占する。この手法は、学統を安定的に維持したいとき、絶大な効果を発揮するからだ。なにごとにおいても（たとえみせかけだとしても）公開性が重視される現代社会の感覚だと、決して好ましいスタイルではないが、当時の人びとにとっては全く妥当で、不可欠な仕組みと考えられたのである。

臨床の経験を蓄積する

一定の技量を身につけた若手のなかには、修業と称して全国を回り、各地で診療活動をおこなう者もあった。たとえば、無住の寺院や空き家を借りて、決まった期間、地域医療に貢献する。そこが無医村であるならば、大いに歓待されたことであろう。

このような遊学のありかたも、医師の身分・生業上の特質に拠るものといえる。実地の臨床は、医師にとって職分の本質をあらわすものだし、診療の経験や治療技術の巧拙は、自身の評価に直結する。科学の原則を前提とするより前の医学は、過去の蓄積としての知識・技術を活用することで成り立つものだ。経験を積む最大のチャンスが遊学であり、それは師弟関係という私的な構造をさらに強固なものとする。

遊学の貴重な体験は、学問や臨床技能の研鑽《けんさん》に役立つだけでなく、名声や評判の向上、同業ネットワークの拡充、などのプラス効果を期待できる。師匠からなにがしかの知識・技術を伝授されることは、医師として開業するさいに大きなメリットとなろう。だから、打算的な判断も働いて、学統に特別な意識をもつようになったのである。

遊学の成果を還元する

医師・文人の遊学について詳しく検討された、竹下喜久男氏の先行研究（『近世の学びと遊び』思文閣出版、二〇〇四年）に学べば、播磨国《はりまのくに》（現在の兵庫県）では上方《かみがた》との交流が圧倒的だった。漢方、あるいは漢蘭折衷の就学が目立ち、蘭学に限定した遊学者は少なかったらしい。当地で遊学が促された背景として竹下氏は、

領内で教育の機会がある程度、整備されたこと、

在野の知識人が広く活躍したこと、

地域社会のなかで活動する遊学経験者の密度（「好学の風」）、

これら三つの要素にとりわけ注目されている。あらたな知識・技術の習得に意欲をかきたてるため、京都などから高名な学者を招き、若手医師の遊学を後押しするケースさえみ

られたというのは、たいへん興味深い。

当初は、偶然の契機で遊学に至る場合もあったが、やがて人のつながり、学風の敬慕など積極的な動機により、それを志す者が増えていく。遊学を経験した者が出身地に戻ると、習得した知識・技術を活かして生業を営み、同時に、洗練された教養人として地域文化の中心的な存在となる。そして、彼らの言動が今度は、周囲の若者の好学心を触発し、また遊学が繰り返されたのである。

そのような連環の構造を解明することは、江戸時代においておよそ都市社会に集中し、発展を遂げた学問が、どのような手段で地方へ伝播、普及したか、という重要な論点に直結する。実はこれは、研究史上なお十分に解明されていない課題である。

竹下氏は「近世前半期の京都と地方の学芸の伝授、知識人の来往について個々の事例は多く知られるが、特定の師弟関係を求めて地方から如何に集まり、その成果をもってさらに分散し、地方に根付き、またそれを契機に京都との伝受の関係を持続していくかを知れる史料は多くない」（前掲書一八五頁）と指摘されている。この点については、本書「ある地方医師の京都遊学」章などで、史料上の記事を踏まえつつ、少しコメントしてみたい。

医師身分にとって不可欠だった「学問」の体系をリードした主体とは何か？

当時の医界を支えた「学統」と医師、身分集団の関係は、どのようなものか？「遊学」が盛んにおこなわれた要因は？　それが地域の医療環境に与えた影響とは？

本書は、おおよそこのような問いを掲げ、具体的な史料を読み解く試みである。医師の履歴に関する研究は、いわゆる医学史の分野に限らず、これまでも蓄積はかなり厚い。私が本書の全体で心がけたい点は、右に掲げた「学問」「学統」「遊学」の内実を、なるべく社会との関係で語ることだ。なぜなら、医師とは根本的に、当代の社会の構造に規定される存在であるし、彼らが担い、時代を通じて飛躍的な発展を遂げた医療、そして医の学問もまた、少なからず社会のありように影響を受けたはずだからである。

準備の都合もあり、本書では、彦根藩や福井藩府中《ふちゅう》領など、限られた地域の状況のみを取り上げることになる。医師たちの就学プロセスを素材としつつ、江戸時代の社会と学問、そしてそれを担った人びととの関係の構図を、これからスケッチしていこう。

医を学ぶ場所

専門教育機関の設立

医療環境の成熟と専門教育機関

江戸時代の約二六〇年を通じ、医の学問は、合理的で科学的な内容をともなうものへ進化したといわれる。研究史の指摘に学びつつ、当時の医療環境の特質について私なりに整理を試みれば、①医師の数の増加、②医療に対する意識の高まり、③経済活動と医療行為の関係深化、④学統の形成、まずはこの四点にまとめられると思う。

医師による診察の拡がり

二一世紀に暮らす私たちにとって「病気にかかったら、まず医師にみてもらう」という考えは、ごくあたりまえのものといえよう。もちろん、経済上の理由や、まさに現代の社会がそうであるように、経済的な問題を抱え、医師による診察を受けることの難しい人が少なからず存在することは、確かなところだ。

歴史を遡ってみれば、世間一般で多くの患者がそのような認識をもち、医師がおこなう診療を受容するようになったのは、それほど昔のことではない。ひいき目に見積もっても江戸時代、それも一八世紀を過ぎたあたりからである。

第一の要点は、医師の数の増加である。全国津々浦々、といった表現はふさわしくないかもしれないが、かなり僻地《へきち》の村にまで医師の活躍がみられたことは史料上、確かめられる。都市部では、一八世紀ごろを境として、経済的に裕福な階層が医師による診察を受ける機会を確保できるようになった。ただし、全社会的な達成にはとても及ばないので、共同体による救済としての医療も、引き続き重要であった。

診療活動を担うのは、必ずしも医師とは限らない。江戸時代の初期には、武士・浪人を出自とする医療従事者が広く活躍した。彼らは、金創《きんそう》（刀など金属性の武器で受けた疾病を治す術）とか外科のスキルを得て、医師の身分となることを望んだ。

また、売薬を取り扱う商人や僧侶・修験など宗教関係者も、医療の発展に貢献した。これらの人びとによる診療の内容は、薬の投与だけにとどまらず、食物の禁忌《きんき》など、信仰・呪術の要素を含むものであったと考えられている。

医療への意識が発展した時代

第二に、医療に対する社会および個人レベルの意識が、飛躍的な進化、成熟を遂げたことである。たとえば、出版流通の展開にともない、専業の医師を対象とする高度な専門書が刊行された一方で、初歩的な医学知識を解説する本、一般向け教訓書・啓蒙書・養生書、非常時の救荒書《きゅうこうしょ》などが普及したことの意味は非常に大きい。

地域社会に目を向ければ、当時、文化の側面を主導した社会的権力の多くは、書物から多様な情報を得て、病気や治療技術に関する知識を蓄積できた。

ここで留意しなければならない点は、彼らの得た情報の質であろう。あえてこれを近代医学の達成と比べると、理論・実態、双方の面で、非科学的な要素をいぜんとして多く残していた。ひとたび大規模な疫病《えきびょう》が流行すれば、満足にその需要に応えられない事態となることは、想像に難くない。そして、医療を享受する側としても、社会が実現した科学の達成に、全幅の信頼を寄せていたわけではなかった。

江戸時代の段階では、いぜん医療を供給する側、受容する側がともに、未熟なレベルにとどまっていた。まして学問上の達成や進化は、必ずしも当時の社会状況と即応しない。その実践には、相応のタイムラグを生じるのが常である。学問成果の社会への反映は、きわめて遅々とした歩みで進んだのである。

売薬の流通

第三は、経済活動と実際の医療行為との関係深化、具体的にいうと、売薬流通をはじめとする医療関連商品・サービスの普及と拡大である。

都市京都を例にとると、少なくとも室町時代以降、海外から薬種《やくしゅ》を輸入する問屋《とんや》・仲買《なかがい》に加えて、売薬小売が活況をみせるようになり、医師の活動を補完したことが知られる。売薬商人はときに医療需要を満たす存在であり、その治療内容は、実態としても医師のそれと大差なかったと考えられている。

公儀＝幕府は本来、人びとの生命・生活を守り、社会の安定を維持する役割を担うが、そのためのシステム作りは不十分で、医療面の課題については、実態の追認に終始した。売薬流通に関しても、そのことはあてはまる。一八世紀以降における経済発展にともない、市場の論理と需給関係に依拠しつつ、流通の仕組みが整備されていく。そのような状況下に実現する診療活動は、多分に市場商品としての性格を免れなかった。

医学発展を主導した学統

最後に掲げる点は、私が本書を通じて、とりわけ注目したい特徴である。それは、当時の医師たちが、師弟関係を軸として同業集団＝学統を自発的に形成した事実である。本来、学問の習得・伝達を目的とする私的な結合だが、同時に強い結束を誇り、社会に対しても大きな影響を与えた。

とりわけ藩医身分の者は、三都（江戸・京都・大坂）をはじめとする都市部を拠点に、独自の学問サークルを結成、盛んに交流し、知識・技術の発展に寄与した。そのような動向は、従前の研究史でも、しばしば指摘されてきた事実だろう。江戸時代の医学発展は彼ら藩医身分こそが主導した、といっても過言ではない。

実証主義の萌芽

さて、本書は医学史の概説書ではないし、ましてや私には全く力量もないので略述にとどめざるを得ないが、ここで経験・実証主義への志向という観点から、江戸時代前半における医学発展の流れを概観しておこう。

よく知られているように、当初、学問としての医の主流は、陰陽五行説《いんようごぎょうせつ》など中国古来の理論を基礎とするものであった。一七世紀半ばごろになると、その前提に疑問を呈し張仲景《ちょうちゅうけい》『傷寒論《しょうかんろん》』はじめ、古典医書への回帰を主張するグループがあらわれ（古方派《こほうは》）、大きな勢力となる。彼らは、古代の医聖たちが実践した医療を適用しようと考えた。

後に古方派の始祖とも尊称された名古屋玄医《なごやげんい》（一六二八～九六）は、若いころ経学《けいがく》（四書《ししょ》・五経《ごきょう》などの儒書を研究する学問）に勝れ、壮年になって医を志した。詳しい学統は不詳だが、当時流行の李朱医学《りしゅいがく》（中国金《きん》・元《げん》代の医学）を排し、医学の本源に遡ることをめざしたという。後漢《ごかん》の医書『金匱要略《きんきようりゃく》』の注釈書を著したほか、独自の生命観に基づき、多くの自著で「歴試」と呼ばれる実証の方針を重視する。

江戸出身の後藤艮山《ごとうこんざん》（一六五九～一七三三）は、一六八五年（貞享二）に京都へ移住し、独学で医の研鑽を積んだ。玄医に就いて学ぼうと希望するも、束脩《そくしゅう》（入門時、師匠に払う礼金）の不足を理由に、入門を断られたとの逸話も有名だが、その真偽はわからない。艮山は『傷寒論』に加え、灸・熊胆《ゆうたん》・温泉療法を多用し「一気留滞説《いっきりゅうたいせつ》（すべての病は気の留滞から生じる）」を唱えた。また、当時の医師が多く剃髪《ていはつ》し、僧形《そうぎょう》となったことに抗《あらが》って髪を束ね、平服を着て活動したこともよく知られている。彼の姿勢と行動は、まさに従前の医論を止揚するための模索といえるものであり、結果として医師身分の自立につながったと評される。

艮山の門下生で、儒を伊藤仁斎《いとうじんさい》から学んだ香川修庵《かがわしゅうあん》（一六八三～一七五五）は、古典の医書をことごとく批判の俎上《そじょう》に載せ、実証主義を貫徹した。医を究めることは聖賢《せいけん》の道、聖道と医術の根本は同一だ、と説く（儒医一本説）。著作『一本堂薬選《いっぽんどうやくせん》』では古医書の薬方《やくほう》を試し、効能を集めており、病因の追求以上に処方の蓄積を重視した。

古方派医学の発展

安芸国《あきのくに》出身の吉益東洞《よしますとうどう》（一七〇二～七三）は、さらに徹底した実証主義を採り、独自の理論を主張した人物であった。『傷寒論』『金匱要略』を基に、いわゆる陰陽五行説さえ観念的だとしてこれを排し、すべての病はひとつの毒に由来するという「万病一毒説」を唱え、腹診法を重視した。東洞の著作『類聚《るいじゅう》方《ほう》』は、二〇〇種あまりの解毒法を収載するが、激しい反応を引き起こすケースも多かっ

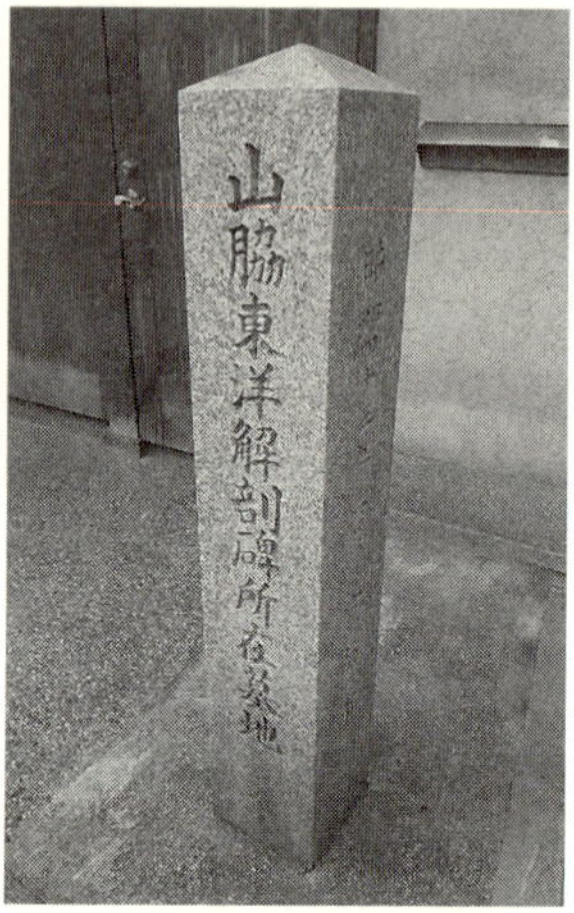

図１　山脇東洋解剖碑所在墓地石碑（京都市中京区・誓願寺）

たので、賛否両論あったという。しかし、彼は多くの門弟を育てており、医界に与えた影響は大きかった。

丹波国亀山《たんばのくにかめやま》出身の山脇東洋《やまわきとうよう》（一七〇六〜六二）も、後藤艮山に学んだひとりである。艮山・修庵・東洋は、いずれも古典に倣うのみならず、経験の蓄積を重視する姿勢が共通していた。

東洋は、カワウソの体内を実見し、陰陽五行説に基づく五臓六腑の説に疑念を感じた経験から、人体解剖への欲求を抱く。そして京都の六角獄舎《ろっかくごくしゃ》でわが国初の観臓《かんぞう》（解剖実験）をおこない、その成果を『蔵《ぞう》志《し》』にまとめた（一七五四年〈宝暦四〉）。作図には円山派《まるやまは》の絵師が参加しており、当時としては、きわめて正確な記録と評される。

東洋の次男にあたる山脇東門《やまわきとうもん》（一七三六〜八二）は、本書「ある地方医師の京都遊学」章で後述するように、越前国《えちぜんのくに》府中の名医奥村良筑《おくむらりょうちく》から吐方《とほう》（毒素を吐き出し、排出する漢方古来の療法）を学び、また、長崎の吉雄耕牛《よしおこうぎゅう》による刺絡《しらく》（血管を針で刺し、血を放出させる療法）の技術を改良して、オリジナルの療法を普及することにつとめた。

また、東門は一七七一年（明和八）に女性の屍体《したい》を解剖し『玉砕臓図《ぎょくさいぞうず》』をまとめるなど、実見の重要性を説いたことでも有名である。彼の著書『東門随筆』は、医界に併存する多様な流派の長所を折衷しつつ、より有効な手法を積極的に採用する。「すべての治療は根本を精査し、正しい筋道をはっきり解明してから、投薬すべき」と述べ、病因の追求を重視したのである。その理論は、たんに古方への回帰に与せず、効果があるのなら民間の療法も取り入れる、柔軟な姿勢を是とした。

長門国長府藩《ながとのくにちょうふはん》の小田亭叔《おだこうしゅく》（一七四七〜一八〇一）・筑前国《ちくぜんのくに》福岡の亀井南冥《かめいなんめい》（一七四三〜一八一四）と並び、永富独嘯庵《ながとみどくしょうあん》（一七三二〜六六）門下の三傑と称された京都の蘭方医家《らんぽういか》小石元俊《こいしげんしゅん》（一七四三〜一八〇九）は、橘南谿《たちばななんけい》（一七五三〜一八〇五）らとともに伏見で実施した解剖実験の知見を「平二《へいじ》（次）郎臓図《ろうぞうず》」としてまとめている（一七八三年〈天明三〉）。やはり円山派の絵師吉村蘭洲《よしむららんしゅう》の筆による実見図は、畿内を中心に広く普及し、強烈なインパクトを与えたことが知られる。

蘭方医家登場のころ

医界における臨床・経験重視の風潮や、より効果のある技術への指向性は、やがて蘭方医学の萌芽に結びついた。そもそも学説とか療法の点で、漢・蘭に大きな差はない。たとえば、体液や瀉血《しゃけつ》（治療の目的で一定の血液を抜くこと）の理論には、共通の思考法も含まれている。

天保期《てんぽう》に随筆『杏林内省録《きょうりんないせいろく》』を著した京都の町医緒方惟勝《おがたこれかつ》は、流行に乗って蘭方を学ぶ医師たちが翻訳書ばかりを好み、漢方の医籍を省《かえり》みない現状を嘆いて、永富独嘯庵『漫遊雑記《まんゆうざつき》』の一説を引用する。いわく、汗《かん》・吐《と》・下《げ》の三法は、漢・蘭共通の内容をもつ。蘭方の奇方・独特と称される処方の場合、一〇のうち七、八くらいは、漢方古来の医籍に掲載されているものだ。独嘯庵は「四方《しほう》の童蒙《どうもう》、新奇なることと思ひ、必ず蘭法に泥《なず》むことなかれ」と戒めたが、これはまさしく慧眼《けいがん》だ、というのである。

蘭方を掲げる医家は、一九世紀前半あたりから、着実にその数を増した。私見では、学問として体系化をみるより以前に、蘭方のエッセンスを部分的に採用した知識・技術の端々が、少しずつだが、臨床の場面に適用されていった。それはおそらく、天保期（一八四〇年ころ）以降のことであろう。世間一般にも、それを受容する気運が芽生え、都市ではオランダ文字を看板に掲げ、治療や商売の手段に取り入れる商人さえ登場した。

漢方と蘭方、両者の違いは本来、科学の理論や実証主義に基づく学問「体系」の有無にある。だが、わが国では蘭方を標榜する者も体系の重要性を十分に認識せず、あくまで新しい学派のひとつと位置づけたふしがある。当時はまだ、彼らのキャリアはすべて漢方医学の素養を出発点としていたから、それもやむを得ないことではあった。

時代は前後するが、次に蘭方への期待が高まりをみせはじめた、一八世紀後半ごろの状況に焦点をあててみよう。

杉田玄白の世評

蘭学者杉田玄白《すぎたげんぱく》が、一関《いちのせき》藩医建部清庵《たてべせいあん》に宛てた書簡で、蘭方をめぐる市中の動向にふれ、「内科なくてならぬことなるに、日本にて阿蘭陀《おらんだ》流と称する者、皆膏薬《こうやく》・油薬《あぶらぐすり》（軟膏）の類ばかりにて、腫物一通りの療治のみすること不審なり」（『和蘭医事問答』、図2）と語ったことは、よく知られた事実である。当時「阿蘭陀流」は金創・外科に限られ、内科への援用は全く遅れていた。玄白はさらに、それを標榜する似医師の存在や、オランダ医書と偽称された書籍を取り上げ、猛烈に批判を加えた。これらはすなわち、書簡の作成された一七七三年（安永二）前後の実態であろう。玄白は『蘭学事始《らんがくことはじめ》』のなかで、次のようにいう。

これ（＝和蘭流外科、引用者注）もとより横文字の書籍を読みて習ひ覚えしことにはあらず、たゞその手術を見習ひ、その薬方《やくほう》を聞き、書き留めたるまでなり。尤も、こなたになきところの薬品多ければ、代薬がちにてぞ病者も取扱ひしことと知らるすなわち、阿蘭陀流と呼ばれる外科は見様見真似で、ほんとうの学術に基づくものとはいえない。使われる薬方も代替品が多い、と強い不信感を露わにしたのである。

玄白は、世間にはびこる蘭方の本質を追及する一方で、既存の医論や民間レベルの医療

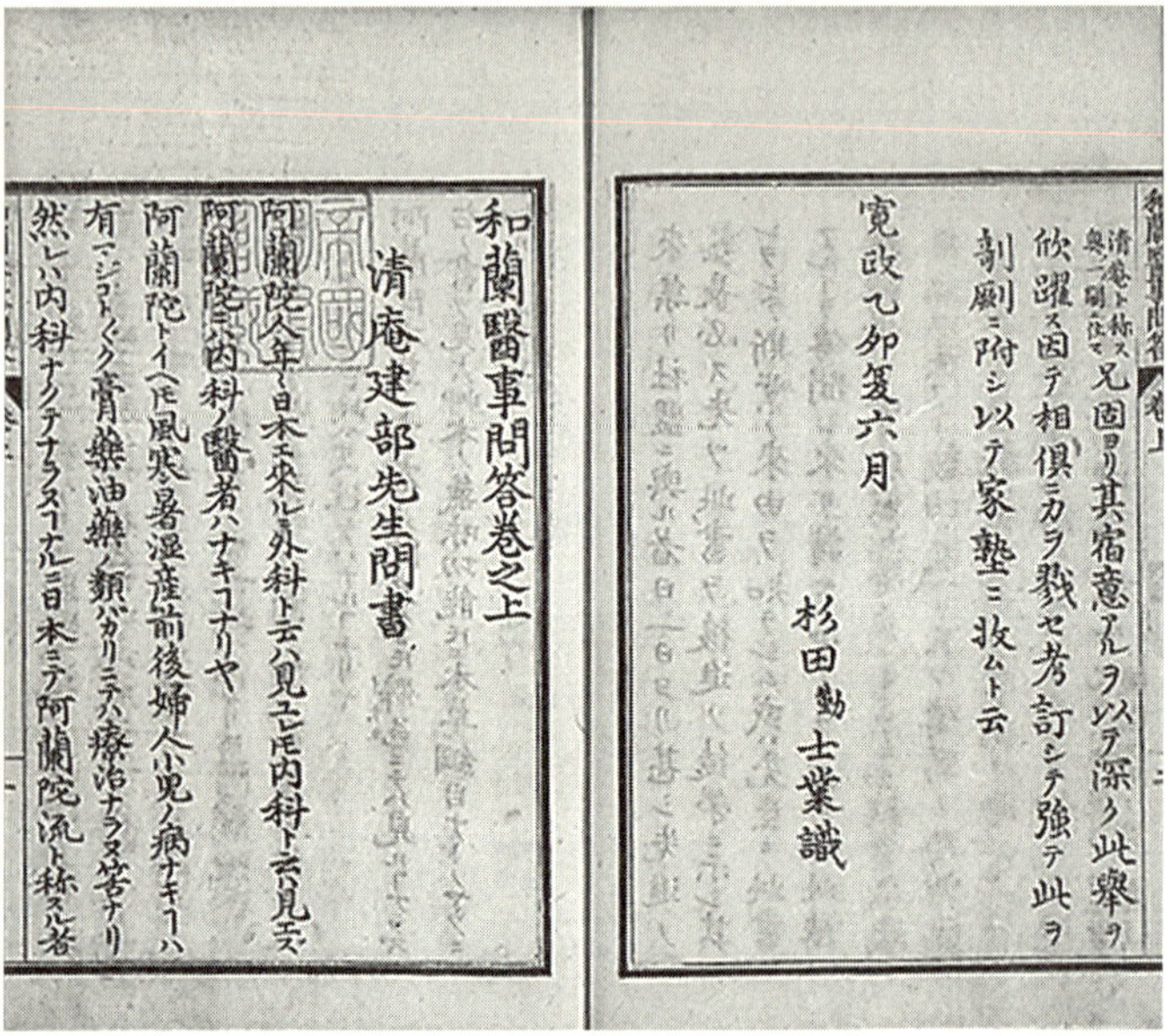
和蘭醫事問答　巻上
清庵ト称ス奥ニ関ニ住ス兄固ヨリ其宿意アルヲ以テ深ク此擧ヲ
欣躍ス因テ相倶ニカヲ戮セ考訂シテ強テ此ヲ
剞劂ニ附シ以テ家塾ニ收ムト云
寛政乙卯夏六月
杉田勤士業識

和蘭醫事問答巻之上
清庵建部先生問書
阿蘭陀人年々日本ヘ来ル外科ト云ハ見ヘ候ヘ共内科ト云ハ見ヘ不ス
阿蘭陀ニハ内科ノ醫者ハナキコトナリヤ
阿蘭陀トイヘ共風寒暑湿産前後婦人小児ノ病ナキコトハ
有マジキコトニ候膏藥油藥ノ類バカリニテハ療治ナラヌ筈ナリ
然レバ内科ナクテナラヌコトナルニ日本ニテ阿蘭陀流ト称スル者

図２　杉田玄白『和蘭医事問答』

実態も徹底的に批判した。痛烈な社会評論の内容が著名な『後見草《のちみぐさ》』（一七八七年〈天明七〉稿）は、安永期に頻発した疫病流行時の社会現象、非科学的な俗説を一笑に付す。また『狂医之言《きょういのげん》』（一七七五年〈安永四〉刊）では、漢方には薬方こそあるが原理がない、と厳しく糾弾し、解剖実験の成果を踏まえたものが真理だ、と主張している。

蘭方医家がめざしたところ

玄白最晩年にまとめられた回想録『形影夜話《けいえいやわ》』（一八〇二年〈享和二〉刊）にも、漢方の医論に疑義を述べた箇所が多くみられる。

たとえば、病名の付け方について、「名あつて病有にあらず、病有て後、名は設けたるものなり」と述べたことである。病気の分類や、患者の症状が既存の医論のどれにあたるか、その検討に終始して病因を顧みない、過半の漢方医家の姿勢に、明確な不快感を示している。

玄白は、漢方医家の説くそれらを「大抵は無益」といい放ち、「畢竟《ひっきょう》名は無益のものなれど、名なければ俗物に対して、事不決が故なり。良工とならんと欲するものは、偏《ひとえ》に病因を推し求るを要とすべし」という。本来は後付けにすぎない病名にこだわることなく、むしろ病因の解明に注力すべき、というのだ。さらに本章冒頭で概観した古方派の流れも攻撃し、漢方の医論は結局、経験の蓄積から病気を解するにすぎず、病因を追及していないと断じたのである。

一方、患者の側にも課題はある。従前のスタイルに馴染み、病名をはっきり伝えないと不安に陥る。当代の医師は「本源に暗」くて病因がわからず、患者の顔色をうかがいつつ適当に病名を付け、説明を済ませる。そうしないと、患者が納得しないからだ。

ただし、現実的には、病名を判断できないと開業医として信用されない（「殊《こと》に在官の医は是を知らざれば、不学の譏《そし》りを得る事もあり」）との認識を踏まえ、病名への固執は無益だが、ひととおり知っておく必要はあろう、と妥協的な結論を導く。玄白の活躍した時代、市中で提供される医療には、はっきりとした結果が求められるようになっていた。

多くの医師が自主的に蘭方医学を志向した背景には、医界をめぐる状況の変化がある。すなわち、蘭方を掲げることで、既存の学統がもつ問題点を抽出し、それに強烈な批判を加えていく手段としての意義が大きかったのである。

医療環境の変質

要は、この時期に及んで、医療という行為もまた、商品経済の理論に依拠しつつ、再生産されるようになったことである。すなわち、都市社会を中心に、医療従事者は着実に増加し、医師による診療活動が全国各地に普及した。

受容する側＝患者が納得できる決着、むろん目にみえる形で治癒すればいちばんよいのだが、医療に対して、何らかの成果を求める流れが強くなっていく。表現は悪いかもしれないが、医療の需給関係に市場原理が持ち込まれたとでもいえようか。玄白が懸念したように、医を生業とする者の多くが、その種の論理を根拠として行動をはじめる。そのこと、医界における実証主義への志向は、あながち無関係とはいえまい。

医療が市場原理に依拠しつつ、社会で「生産」されるようになると、とうぜん医に関する知識・技術について公儀が介入し、管理の対象とする。ただし、幕府は医師の職制に関する方針を立てたものの、結果的に医療政策の指針を示す機会をもたなかった。

一方、藩レベルでは、領域＝地域社会の直面する課題に応じて、妥当な医制の枠組みが提示された。ちょうど蘭方医家の活躍が始まるのと同じころである。繰り返すが、医療の問題について主体的に取り組んだのは、幕府ではなく、藩以下の単位だった。もちろん、各藩での取り組みには精粗あるが、一部の藩では就学費用の補助制度ができるなど、公的な教育制度を整備する動きもみられるようになる。

会津藩の医師就学

たとえば、陸奥国《むつのくに》会津藩（松平家、二三万石《ごく》）は、全国に先駆けて最も早く医療問題に関心を寄せ、独自の対策を採った藩で、実に一七世紀後半から、医師就学の制度化が実現する。一六八八年（元禄元）の訓令では、「すべて医術は民の命、死生のかかるところ、其の慎みを専一に仕るべく候」（筆者による読み下し）と宣言しており、医という職分に対する、特別な意識をみてとることができる。

会津藩では、藩医の学問研鑽を奨励するにとどまらず、町医から治療功者を取り立て、領内医療環境の充実をめざしたともいわれる。

一八〇三年（享和三）には、藩校日新館《はんこうにっしんかん》（一七九九年〈寛政十一〉に改組、再興）に医学寮を併設、本道（内科）・外科・小児・痘瘡《とうそう》・本草《ほんぞう》・素読の専科を設け、進級システムを採用した。成績の如何で御目見《おめみ》えや苗字が許されるなど、評価内容と生業の格付けが連動していた。また、八ヶ条の医学寮規則も制定された。これら一連の動向は、幕府医学館設置からわずか一〇年ほど遅れるのみで、全国的にみても早い時期の達成といえる。

一八二四年（文政七）には、医師の他国遊学に関する布達《ふたつ》が出された。それによると、藩医はもちろん、町医・郷医《ごうい》（在村医《ざいそんい》）であっても、一定の技量をもたない者が安易に他行を願い出る行為を禁止している。また、遊学が許された者は、帰国したさいに医学寮で「手際之次第」、つまり遊学の効果について、審査を受けねばならなかった。

また、一八三六年（天保七）には、藩医加賀山翼《かがやまたすく》らの提唱により、医師相互で遊学資金を担保・融通する仕組みが設けられ、若手の遊学に活用された。これについても、帰国後に吟味を実施し、学問レベルの維持が図られたという。

専門教育機関の設立気運

だが、会津藩のように公儀＝藩が主体性をもち、医師たちの勉励を支援するような例は、時代を通じても少数派であった。ようやく一八世紀も後半に入るころから、全国各地で藩校設立の気運が高まりをみせはじめるが、その過程で、医の専門教育機関を設ける藩も登場した。
笠井助治氏の整理によれば、江戸時代に成立した藩校二七二校のうち、四四校は正科として医学をおいた。また、山崎佐氏によれば、時代を通じ、専門施設の有無にかかわらず何らかの医師育成組織を所有した藩は、実に八三校に及んでいる（表1）。

表1　医学教育の状況

藩校に医学科を設置	36藩
藩校とは別に医学教育機関を設置	26藩
施設をもたないが医学教育を実施	21藩
医学の他国遊学の制度をもっていた	16藩
蘭方医学を採用していた	18藩
洋学（英仏独）教育を採用していた	17藩
医家が藩の一般教育を指導していた	4藩
医家個人が私塾を開いて医学教育	33件 1259人
医家個人が一般の子弟を集め普通教育	1244人

（出典）山崎佐『各藩医学教育の展望』（国土社，1955年）

これらは、いずれも『日本教育史資料』を駆使し得られた数値だが、近年の研究成果は盛り込まれていない。実際には、より多くの藩が医学教育に関与したと推定される。
余談になるが、一九五〇年代半ばに発表された山崎氏の研究をあえてここで紹介した理由は、氏の達成以降、全国的な視野に立脚した整理が、管見の限りまるで為されていないと思われるからだ。戦後の歴史研究は地方（自治体）史誌の編纂にともなって史料収集が進み、あらたな史実の確定も目立つ。五〇年以上に及び蓄積された、膨大な先行研究を反映させる作業が急務であろう。

この点はもちろん、まず私自身が取り組むべき課題だと考えているが、それにつけても驚くべきは、研究者の（おそらく教育史分野の）無関心である。藩校教育の先行研究は、地方史の蓄積を謙虚に学び、議論に組み入れる作業を怠ってきたのではないか。

熊本藩再春館の「壁紙」

　ここで不毛な糾弾をするつもりは毛頭ないので、話をもとに戻したい。会津藩には及ばないが、藩レベルでの専門教育機関が比較的早く立ち上がったケースとして、次に肥後国《ひごのくに》熊本藩（細川家、五四万石）「再春館《さいしゅんかん》」をとりあげよう（図3）。一七五四年（宝暦四）藩校時習館《じしゅうかん》を創設した六代藩主細川重賢《ほそかわしげかた》は、私塾復陽堂を経営する医師村井見朴《むらいけんぼく》に命じ、医学寮の創設を指示した。早くも翌年には再春館が設立され、五〇〇坪の薬園（蕃滋園《ばんじえん》）が併設される。

　再春館の専科は、本道・外科（金創科・瘡瘍《そうよう》科・整骨科を含む）・眼科・児科・婦科・口科・鍼科《はりか》・按摩《あんま》の八つに分かれ、これに加えて引経《いんけい》・物産（薬物学）の二科が置かれた。就学課程とか科目、教科書、館内の規則も細かく定められた。各専科では試験を実施し、医生《いせい》の格付けを実施するなど、近代的な要素もみうけられる。

　一七五七年（宝暦七）正月に成立をみた「再春館壁書」は、再春館で採用された医学教育の指針を示したものとして、たいへん有名である（カッコ内は引用者による注記）。

　一、医の道は岐黄（岐伯《きはく》と黄帝《こうてい》。中国医学の祖）を祖述し、仁術《じんじゅつ》に本づく、故に尊卑《そんぴ》

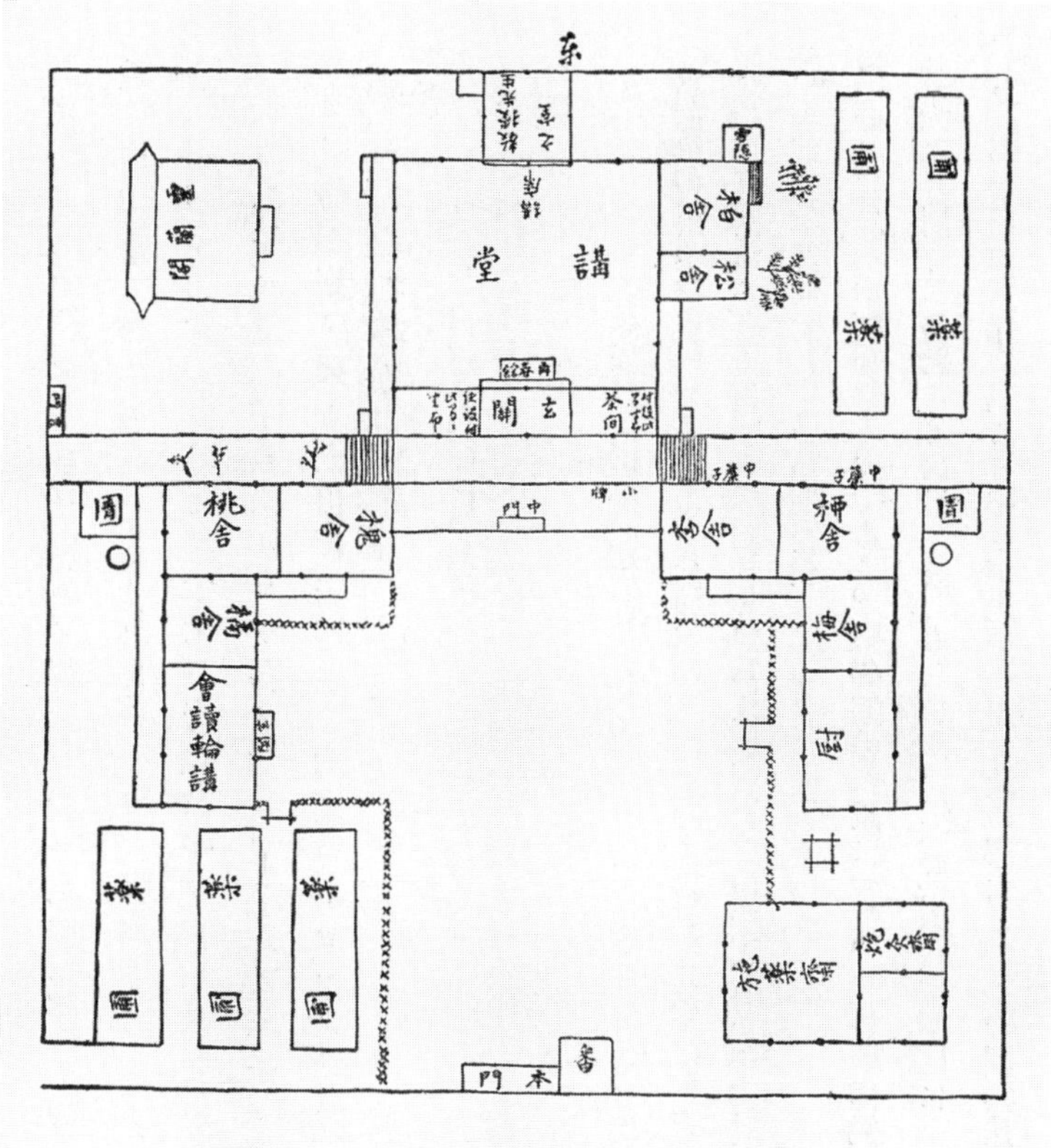

図３　熊本藩再春館校舎絵図

を撰《えら》ばず、貧富を問はず、謝儀《しやぎ》の多少を論ぜず、専ら本分を守るべき事
一、近世治療を先にし、学業を後にするの輩《やから》、仮《かり》に俗間に信ぜらるゝとも、一旦の僥《ぎよう》
倖《こう》（偶然の幸い）なり、学業を専にして療治の準縄《じゆんじよう》（規則、手本）とすべき事
一、師を貴ぶは古《いにしえ》の道なり、会寮の諸生温順恭和、教授之誨諭《かいゆ》に背《そむ》かす、紀律の條目
にもとるべからず、且《かつ》、経史子集《けいしししゆう》（儒学の基本文献）は教を時習館に受くへし、此
寮に於ては唯自己の本業を学ぶべき事

この壁書は館内に掲示され、学徒は毎日、これを拝誦したという。

第一条では医師の本分を明らかにし、診療のさいには患者の社会的立場や謝礼の多寡を問わず、あくまで医の本分を守ることを求めている。

第二条は、あくまで学業の蓄積を基礎とし療治にあたることを重視するが、逆にいえば当時の医界では、治療巧者《こうしや》でさえあれば世間に受け入れられる、そのような実態が顕著だったことがわかる。第三条の内容と併せて考えると、学校を介した教育スタイルを採用する一方で、師弟関係も重視した点が特徴であった。

公儀＝藩を主体とする専門教育機関の設立は、それまでの学統のありよう、すなわち、プライベートな伝達の構造を脱し、前述した学統の弊害を一掃するねらいがあるはずだ。だが、再春館の場合は、両者が混在している。このような状態で、医師再生産の制度化、

就学のマニュアル化は、いったいどれほど達成されたのだろうか。

ともあれ、このような志向が諸藩でふつうにみられたかというと、決してそうではない。この種のシステムの変容は、各地域の医療環境の成熟度に左右されやすいものだ。幕末ならばともかく、一九世紀初頭あたりの状況をみると、医学校を設立したり、藩士《はんし》教育の必要性に覚醒して制度改革をおこなおうとする開明的な藩は、ごく限られていたのである。

彦根藩医河村家の学問

彦根藩「医学寮」

近江国《おうみのくに》（現在の滋賀県）東部に政庁を置き、代々井伊《いい》家の支配した彦根藩（三〇万石《ごく》）は、一七九九年（寛政十一）七月に藩校を開設する。十一月に専門の課程として医学寮を併設、これについては、一一代藩主の井伊直中《なおなか》が藩士の建言を取り上げ、約五年をかけて全国の教育制度や設備の視察を入念におこなったと伝えられる。

同月十日付で、藩医全体に仰せ渡された書面には、次のように記されている。

医道は人命に関わり、大切なことである。いうまでもないが、藩医の面々はそれぞれの学術を油断なく、稽古するように。若い医師、子弟の者はもちろんのこと、藩医の家を守っているようなベテランでも、公務の合間に藩校へ出かけ、医学・儒学とも、勉学にいそしむべきである。藩校には医学寮を併設するので、藩医たちで申し合わせて、医学書の勉強会などをおこなうように（筆者による意訳）

設立当初のことゆえ、医学寮への期待にあふれた文面といえようが、きわめて具体的な指示もみられる。藩側の医学・医療に対する関心の高さが明瞭で、実に興味深い。

医学寮での教育は、若年の藩士子弟を主たる対象とし、進級システムも導入していた。一定の学術を学んだ若手が集まり、医書の素読・会読《かいどく》をおこなう。教育の監督者である、弘道館《こうどうかん》医学会頭《かいとう》御用掛《ごようがかり》は、藩医のなかから選ばれた。この役は、教材とする医書の選択を主導し、会の始めと終わりに、医書名を稽古奉行へ届け出るのである。

彦根藩医河村家に残る史料

一八六三年（文久三）、会頭御用掛に任じられた河村純達《じゅんたつ》は、自らの備忘として、記録「稽古館古記」を残した。これは、ごく簡単なメモ書きにすぎないけれども、医学寮設立の事情に始まって、寮制度や授業の実態など、長期にわたる諸案件を収載しており、医学寮の実態を知るに貴重な史料といえる（図4）。

河村家は、嘉永期になって藩医に取り立てられた漢方医家である。現在、滋賀医科大学附属図書館「河村文庫」では、河村家に伝来した古医書・医療器具など、約七五〇点を収蔵している。加えて二四〇〇点ほどだが、歴史資料「河村文庫古文書」も残る。近代文書を

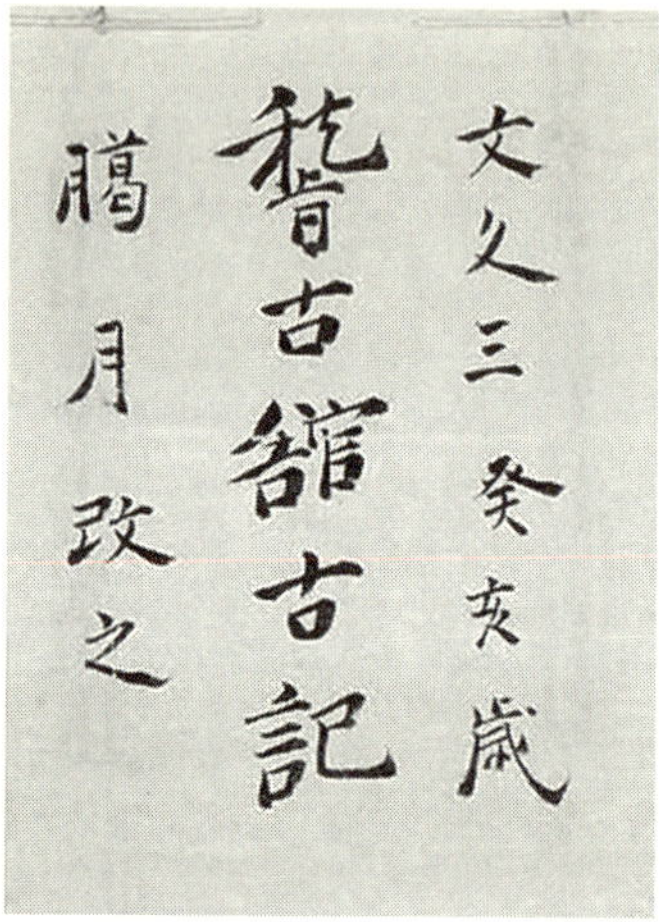
文久三癸亥歳
稽古館古記
臈月　政之

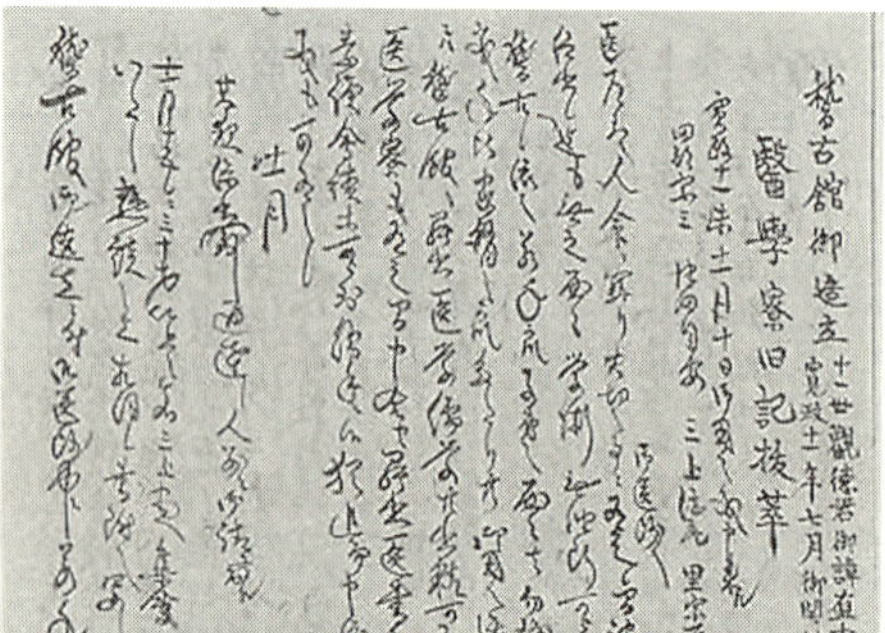
稽古館御造立　十二世観徳君御諱盈中　寛政十一年七月御開館
醫學寮旧記抜萃

図４　「稽古館古記」（滋賀医科大学附属図書館河村文庫所蔵）

中心に、家関係・金銀出入りの記録や風説留、漢詩稿など豊富な内容を含んでいる。

幕末期、藩医としての公的な活動記録に関しては、私自身かつて若干の考察を試みた。滋賀医科大学附属図書館では、古文書をデータベース化、一部画像を公開しており、外部研究者にも利便性は高い（http://www.shiga-med.ac.jp/library/kawamura/index.html）。興味のある方は、是非ご覧いただければと思う。

表2　彦根藩医学寮で会読された医学書

年　月　日	藩　医	書　名	著　者	記　事
1833年12月9日	芝原愿純	医方大成論	元・孫允賢	会始
1857年2月2日	中嶋良庵	温疫論	明・呉有何	初り
1857年2月17日	田中惇庵	傷寒論	漢・張仲景	初り
1859年3月27日	田中惇庵	金匱要略	漢・張仲景	卒業
1859年11月7日	田中惇庵	大成論		初読
1863年11月22日	石原純章	傷寒論		会始ル
1863年11月27日	河村純碩	外科正宗	明・陳実功	会始ル

（註）「藩医」欄は，医学書の使用につき稽古奉行へ届け出た会頭御用掛
（出典）「稽古館古記」（河村文庫古文書）

医学寮の教育とテキスト

医学寮に集った若手医師たちは、最初に儒学を学ぶ決まりであった。藩校の教育制度に則《のっと》り、藩医の場合も、他の藩士と同じく基礎教養の習得に出精することが申し渡されたからである。

四〇頁に示した見取図（図5）のように藩校の敷地内には四棟の寮舎が併設されていた。等級制を採用し、就学達成度を可視化する仕組みが採用されたものと考えられる。諸生のうち初級の者は「一之寮」に所属し、学力試験を経て進寮の可否が決定される。医学寮は、教育課程のなかで最も上級にあたる「四之寮」に置かれ、一定の学術を習得した藩医が医書の素読・会読をおこなう場所と位置づけられた。一方、医学寮の運営とは別に、藩医が主催する会で積極的な学習も実現した。

医学寮で使用されたテキストは表2のようである。

いずれも漢方に則った、古医書の基本文献というべきものだ。とくに『温疫論《おんえきろん》』や『外科《げか》正宗《せいそう》』は、明和《めいわ》～寛政期《かんせい》（一八世紀後半）にかけ幕府医学館に出講した荻野元凱《おぎのげんがい》（一七三七～一八〇六）が出版に関わった医書である。元凱を介し、幕府医学館と彦根藩医学寮が学統面で結びついていたことも想像できよう。

少なくとも記録による限り、同藩の医学寮で、明治維新に至るまでに洋書が教授された形跡は全くみえない。彦根藩でも幕府同様、一八五八年（安政五）七月には、蘭方医学の就学が表向き解禁されたものの、公的機関の対応は異なっていたようである。

医学寮での会読は、ひと月に六回ずつ開かれ、医師たちは出席を強く求められた。おそらく各人の所有する医書を持ち寄って輪読し、討議・質問をおこなう形態で、学問知識の交流が実現したのだろう。出席すべきは、藩医とそれをめざす「三十才以下十五才以上之者」＝若手医師であった。

教育の理念は長続きしない

だが残念なことに、このような学習意欲は、得てして長続きするものではない。医学寮設置から三〇年あまりが経過した天保期《てんぽう》ごろには、藩校全体の弊風《へいふう》が表面化する。医学寮も出席者の激減に悩まされた。一八三九年（天保十）に出された指示では、医学寮に「諸生人数書」（「出席名前書」「出講名前書」とも呼んだ）の作成が求められている。学ぶべき対象の名前を名簿に書き上げて、藩が管理するのだ。

医学寮の授業日に欠席する場合は、「闕《けつ》（欠）席書《せきしょ》」提出が求められ、これらはすべて稽古奉行という藩校の役人により監督された。このように、藩はサボタージュ対策を講じ、強く出席を促さねばならなかった。確固たるシステムを整えていた彦根藩医学寮の実態が「稽古館古記」の記録から、明瞭にうかがえるのである。

医学寮の教育は有効だったか？

私見では、若手医師への専門教育に関して、医学寮は必ずしも重要な意味をもたなかった、と考えている。その理由として、そもそも江戸時代の医学・医療は、特殊技能の伝承という性格が強く、師匠と弟子の個別関係＝学統の役割がとくに重要だ、と一般に理解されていたことを掲げたい。彦根藩だけに限らないが、学校という機構を軸とした教育のシステムがうまく機能する保障は、どこにもなかったのだ。

図5の藩校見取り図をみる限り、医学寮に与えられたスペースは、手狭な個室一ヶ所だけである。しかもこの部屋は、「算学」「礼節」など六科と共同で使用したようだ。これでは、臨床技法の習得に不十分ということは、誰しも容易に想像できる。つまり医学寮の設立時点で、当初から医書会読など、文献学の手法のみを想定したのであり、そのことが寮機能の実態にも大きな影響を与えた。

若手の養成は、藩医が個別に弟子を受け入れ、医学寮以外の場所、たとえば家塾《かじゅく》など

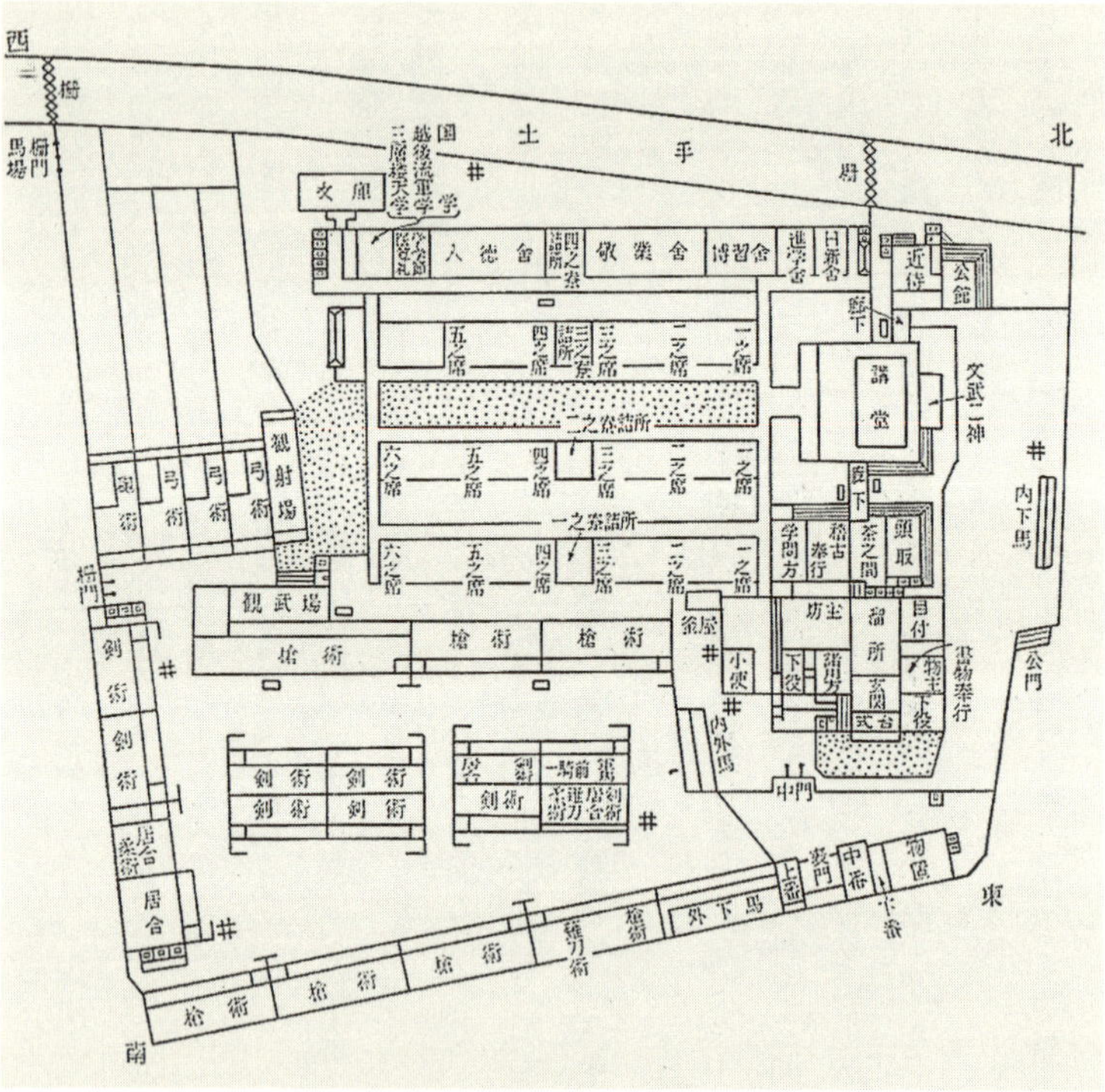

図５　彦根藩藩校弘道館校舎絵図

でおこなわれた。河村家の記録をみても、周辺の村から志望者を集め、指導した形跡がある。藩の専門教育機関が果たした役割は、きわめて限定的なのである。

在村医から藩医となる

河村家がはじめて藩医として任ぜられるのは、一八四四年（弘化元）のことであった。他の家と比べると、これは遅いほうになる。

彦根藩では、江戸時代を通じて藩医家が約三〇家あり、家数に極端な増減はないものの、徐々に規模は拡充された。周知のように、幕末維新期は彦根藩が政治上、最も活躍をした時代で、外国船防備として藩は、主要港や海岸へと藩士を派遣した。軍団を結成すれば、とうぜんそれに数名の医師が付き添うので、城下町では藩医の数が不足する。そのため、彦根周辺で腕の立つ医師が六家ほど、あらたに藩医として取り立てられた。

河村家は当初、蒲生《がもう》郡小谷《こだに》村（現在の滋賀県蒲生郡日野町）で医業渡世《とせい》を営んだが、ここは彦根藩領ではなく、旗本《はたもと》領である。その分家筋《ぶんけすじ》が彦根に移り住み、確かな知識・技術を根拠に城下で名声を得て、藩医の身分にまで登りつめた。世間での評判が高かったのだろう。以降、純碩《じゅんせき》・純達《じゅんたつ》の二代が藩医の役をつとめている。役料は、二人扶持《ににんぶち》に始まり、最終的には五〇石まで達した。また、両者とも江戸詰御用《えどづめごよう》、奥医師《おくいし》に任命され、しばしば褒美《ほうび》を得た記録もみられる。

河村純達のキャリア

藩医家の二代を継いだ純達は、もともと高橋家という彦根藩士の家に生まれ（生年不明）、小谷村の河村家へと養子に入り、医師を志した人物であった。彼が藩医となる前のキャリアについては、幸い、後世にまとめられた史料が残っている。

それによれば、まず一八四〇年（天保十一）九月から翌年暮れまで鎌掛村《かいがけ》（現在の滋賀県蒲生郡日野町）の野崎謙介という医師から、内科と外科の手ほどきを受けた。この村は「御代参街道《ごだいさんかいどう》」（多賀社《たがしゃ》から伊勢へと通じる道）の脇宿で、小谷村からは南西に一里程度の距離がある。行政面で両村の関係は深く、医療を含めた文化上の交流も盛んであったと思われる。純達がここへ最初に入門したのも、ごく自然な流れといえよう。

その後、神崎《かんざき》郡日吉《ひよし》村（現在の滋賀県東近江市）の古川左近から内科を、犬上《いぬかみ》郡八町《はっちょう》村（現在の滋賀県犬上郡豊郷町）の古川宗哲から内科・外科を学ぶ。それぞれの師匠についた期間は、図6に示したとおり、一年強から三年ほどであった。

もとより医師として信頼をかちとるためには、高いレベルの学問や、技術を学び続ける必要があり、そのための努力は惜しんでいない。興味深いのは、彼の就学地が小谷村から段階を踏み、彦根へと向かったことだろう。一八四八年（嘉永元）には有力な藩医のひとり、坂宗憲《さかそうけん》へ入門を果たした。このころ、すでに純碩は藩医として活動しており、その縁

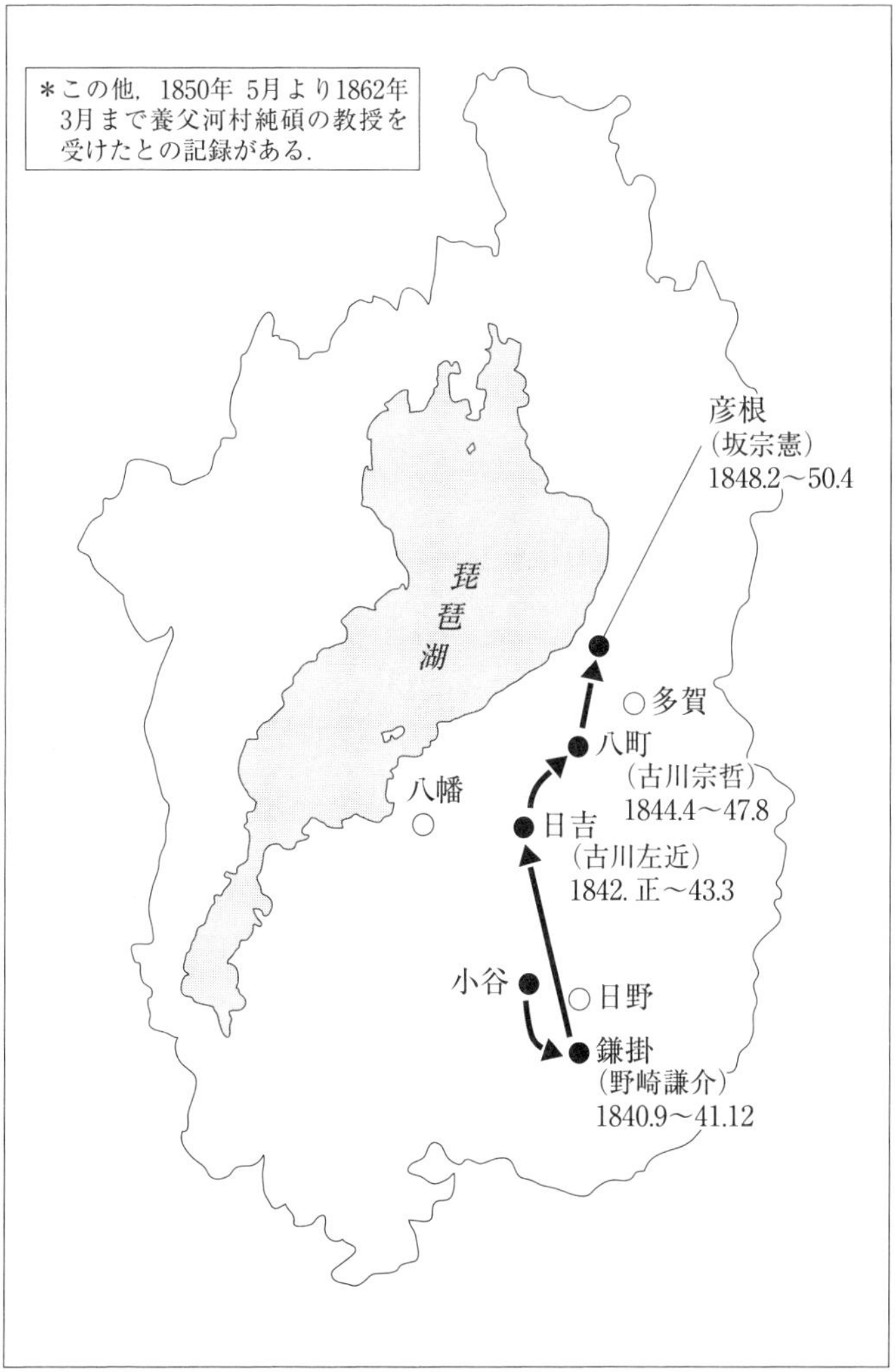
＊この他，1850年 5月より1862年
3月まで養父河村純碩の教授を
受けたとの記録がある．
琵琶湖
彦根
（坂宗憲）
1848.2〜50.4
多賀
八町
（古川宗哲）
1844.4〜47.8
八幡
日吉
（古川左近）
1842.正〜43.3
小谷
日野
鎌掛
（野崎謙介）
1840.9〜41.12

図6　河村純達の就学履歴

もあろうが、いずれにせよ彼の高い向学心には感心させられる。

　純碩・純達と二代に及ぶ旺盛な学習意欲、そのありようは「河村文庫」として残された貴重な医学書のボリュームからも、うかがい知ることができる。これほどまでの医学専門書を手元へ集めようとすれば、何より広い学問上の交流、医界のネットワークが不可欠である。

純達をめぐる交友関係

　その規模は、どのようなものだったか。「河村文庫古文書」に収められる史料「相識人《そうしきじん》名録《めいろく》」は、明記こそされていないものの、内容を踏まえれば純達の手による史料と推定される（図7）。純達は一八五四年（嘉永七）藩医に抜擢され、最初に活動をはじめたのは相《さが》模国《みのくに》（現在の神奈川県）であった。この史料は、東国滞在中に交遊した知己《ちき》を列挙している。ただし、住所と肩書を記しただけの簡単なメモ、きわめて私的な性格をもつ走り書きにすぎない。

　「相識人名録」収載者は、全部で八九名。うち五二名が江戸の人物である。他に三浦郡在住の者がまとまってみえる。純達は、藩医の役として三浦半島沿岸を防備する彦根藩の軍勢に付き従っており、これらは現地で知り合ったり、世話になった人びとだろう。

　列挙された人名の内訳をみると、寺院（宗派は多様である）が目立つけれども、それはなぜか。想像をたくましくすれば、純達が漢詩をたしなみ、趣味としたのかもしれない。

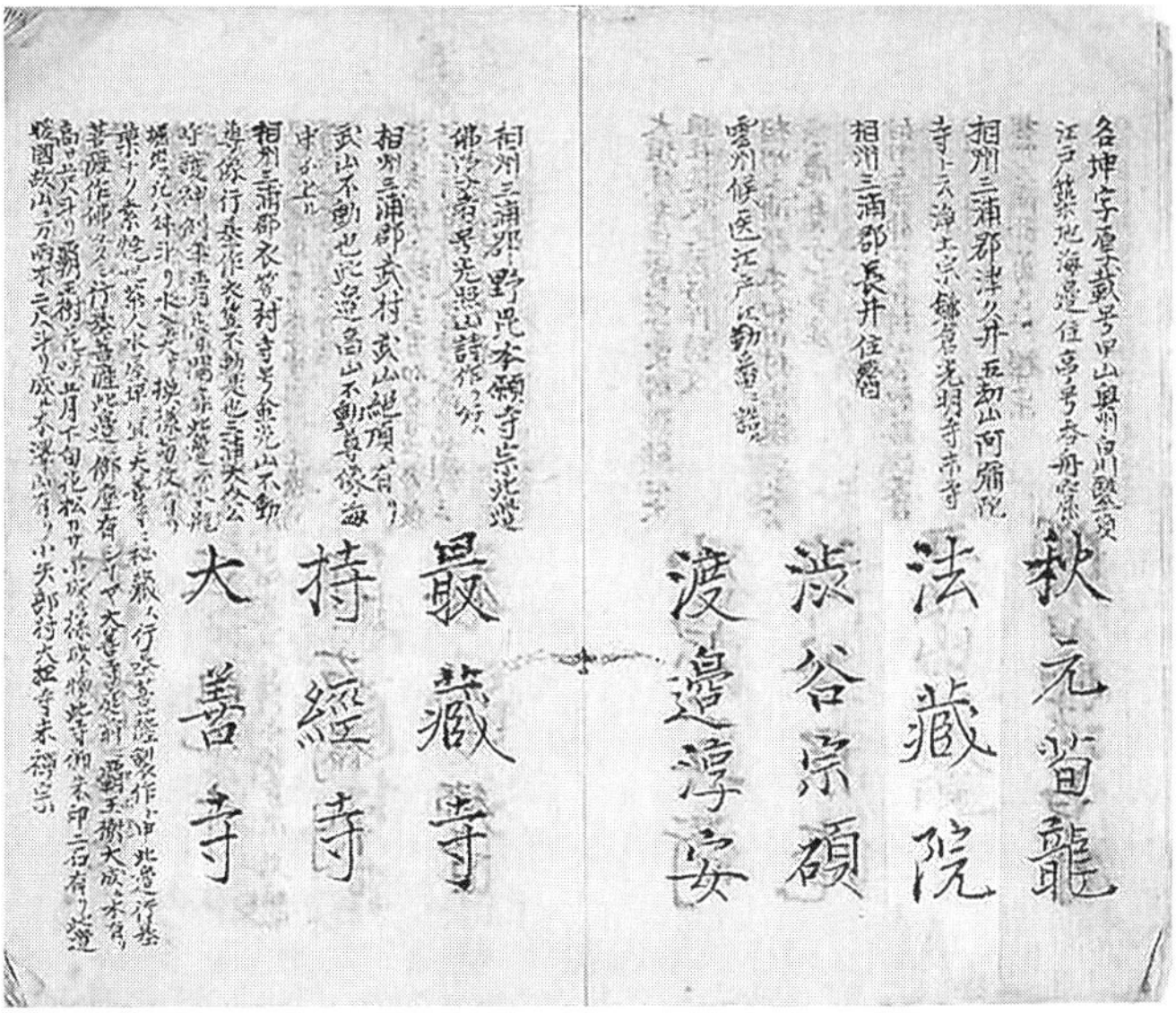

秋元道龍
法藏院
渋谷宗碩
渡邊淳安
最藏寺
持經寺
大善寺

図7　「相識人名録」(滋賀医科大学附属図書館河村文庫所蔵)
相州医師に列して寺院名がみえる

表3　河村純達東行中の知己

〈地域別〉		〈職種別〉	
江　戸	52人	医者	9人
相　州	20人	薬種業	5人
東海道中の宿場町	6人	儒者・文人	11人
京	5人	武士	6人
その他・不明	6人	僧侶	10人
		商人	42人
		不明	6人

(出典)「相識人名録」(河村文庫古文書)

当時の医師たちの多くは、基礎教養として儒学を習得するが、その過程で漢詩文に親しむケースがよくあった。寺院へ出入りしたのは、藩医として用務をこなす間に、僧侶と漢詩作りを楽しむ、あるいは、もっと毛色の変わった文化的な趣向（茶道、書、画など）にも興じたからではないか。彼らにとって寺院とは、一種のサロンなのである。

その証拠に、「河村文庫古文書」のなかには、金沢八景を詠んだ、簡単なイラスト付き漢詩集も現存している。彦根藩の詰所である浦賀からは北方、やや遠いが、純達が本を入手し、実際に出かけて、悦に入ったようすが目に浮かんでくる。

多彩な人的ネットワーク

純達と交流があったのは、何も医師とは限らない。前ページの表3をみてほしい。職種別の内訳で明らかなように、掲載された大半は商人であった。呉服師・古手屋《ふるてや》（古着屋）・酒屋・下駄雪踏《げたせった》売りをはじめ、日用品の取引に関わる者が多く含まれている。純碩は、相州で外国船渡来のさい「出精《しゅっせい》」し、報賞金をもらったというが、後に江戸勤務へと転じた。このとき「相識人名録」にみえる、多くの交流が生まれる。

商人のうち五名は「唐物問屋《からものとんや》」と呼ばれた輸入商だが、この商売は、町中で開業しようと試みる医師にとって、欠かせない存在だった。なぜなら、彼らが売薬の材料となる薬草、医療器具など舶来品を取り扱っていたからである。幕末には、西洋医学の診療で使用する手術用具を販売する店もみられた。純達もここへ発注したのだろうか。

一方、売薬《ばいやく》商は、美濃屋（神田、ひぜん薬）・引延家（堺町、曳延蚫腸麪《ほうちょうめん》）・片野屋（本町、神如散《しんによさん》トゲ抜妙薬）の三店のみである。また、他の藩に所属する医師も、秋元荀龍《あきもとしゅんりゅう》（奥州白河藩医）・渡邉淳安《わたなべじゅんあん》（松江藩医）の二名がみられるだけである。残る七名は、江戸の町医または相州の在村医と思われる。

純達は、あるいは江戸では、医師としての活動を最小限、藩邸内でおこなう公務のみにとどめていたのかもしれない。そのかたわらで、漢詩作りに力を入れた。だから、史料に登場するメンバーには、僧侶とか他藩士が目立つのだろう。

藩医河村純達をめぐる文化交流は、医の世界にとどまらず、彼の趣味・志向もあるが、周辺の多様な事象に及んだ。それは当時の一般的な医師のすがたであった。

河村家の蔵書

表4では、河村家に現存する蔵書（医書）約一五〇冊の構成について、年代と、大まかに漢方・蘭方（洋学）を区別のうえで整理してみた。医書専科のカテゴリーは『滋賀医科大学古書目録』の分類に従っている。数の多寡こそあるが、内科・外科から鍼灸・産科・眼科まで、あらゆる専科が網羅される。このうち、治療の現場で使用された処方書（「方集《ほうしゅう》」）が四四点と最も多く、地域医療の主導者としての自覚がうかがわれる。

表４　河村文庫医学書の構成

	~1700	~1750	~1800	~1850		~1870	1870~	重複	不明		計
	漢	漢	漢	漢	洋	洋	洋	漢	漢	洋	
解　剖					1	1	3				5
生理学						1	2				3
本　草	3	1						2	1		5
医学一般	2		6	4	1	5	2	2	2	1	23
医学全書	1	1							1		3
内　科				2		2	1		1		6
傷　寒	1	2	3	2				3	3		11
金　匱		1		2					1		4
方　集	2		9	6	7	4	2	5	13	1	44
鍼　灸			3	2				2			5
痘　科	1		1	1	2	1			1		7
整　形				1							1
泌尿器科				1		1					2
外　科			5		1		1	2	4	5	16
産　科	1		1			2	1				5
皮膚科									3	1	4
黴　瘡		1							2		3
眼　科				2	1						3

（註）　各欄の数字単位は冊

（出典）『滋賀医科大学古書目録』（1981年）の分類をもとに作成した

表中に「重複」とあるが、李時珍《りじちん》『本草綱目《ほんぞうこうもく》』や甲賀通元《こうがつうげん》『古今方彙《ここんほうい》』、木村元貞《きむらもとさだ》『鍼《しん》治大意《じたいい》』など一部の医書には、重複して所有されたものがある。また、写本も多く、これらは年代特定が難しい。「不明」欄にカウントした医書は、ほとんどが江戸期の作成と思われ、漢方に由来する内容が中心である。

一七世紀以前の医書は一一点を数え、これはとうぜん漢方医書ばかりである。「医学全書」のカテゴリーに含まれる著名な医書、劉純《りゅうじゅん》『玉機微義《ぎょくきびぎ》』（正統己未、一四三九年〈永享十一〉）・朱彦脩《しゅげんしゅう》『格致余論《かくちよろん》』（一六四九年〈慶安二〉）・桂州甫《けいしゅうほ》『病名彙解《びょうめいいかい》』（一六八六年〈貞享三〉）などがこれにあたる。

孫允賢《そんいんけん》『医方大成論《いほうたいせいろん》』は、一六七九年（延宝七）と一六九六年（元禄九）の二つの版が残り、三七頁の表2にも登場した書である。医学寮でのテキストに用いられた『温疫論』『傷寒論』『金匱要略』『外科正宗』は、もちろんどれも蔵書に含まれている。

「医学一般」に分類される医書は、年代順に永富独嘯庵《ながとみどくしょうあん》『吐方考《とほうこう》』（一七六三年〈宝暦十三〉）、香月牛山《かつきぎゅうざん》『牛山活套《ぎゅうざんかっとう》』（一七七九年〈安永八〉）、福井楓亭《ふくいふうてい》『楓亭先生診訳並診《しんやくならびにしん》要《よう》』（一八世紀後半）、和田東郭《わだとうかく》『蕉窓雑話《しょうそうざつわ》』（一八一六年〈文化十三〉）、小森桃塢《こもりとうう》『病因《びょういん》精義《せいぎ》』（一八二七年〈文政十〉）、フーフェランド Christoph Wilhelm Hufeland『察病亀鑑《さつびょうきかん》』（一八五七年〈安政四〉）、新宮凉民《しんぐうりょうみん》・大村達吉《おおむらたつきち》・新宮凉閣《しんぐうりょうかく》訳『コレラ病論』（一八五八年

〈安政五〉）、ホブソン Benjamin Hobson『西医略論《せいいりゃくろん》』（一八五八年〈安政五〉）などである。福井楓亭（一七二五～九二）や折衷派の和田東郭（一七四四～一八〇三）、さらにはシーボルト Philipp Franz von Siebold とも交流した蘭方医家の小森桃塢（一七八二～一八四三）など、京都で活躍した医家の書籍が目立つようだ。彦根の医界は、もともと京都と深い結びつきがあった。

蘭方・西洋医書の蒐集と学問

表4をみて一目瞭然だと思うが、およそ一九世紀前半を境として、漢方から蘭方・西洋医書へと入手傾向の変質する様子が顕著である。以降、一八七〇年まで（幕末維新期）、一八七〇年以降（明治期）のものは、いずれも洋書であり、解剖・生理学の医書が含まれている。一方、本草・医学全書・傷寒・金匱《きんき》・鍼灸・黴瘡《ばいそう》（梅毒）のそれは漢方の医論が主体で、一八五〇年代までの医書に限られる。

「眼科」医書は計二種三冊のみだが、旧来の伝統的な眼科学統の方書である『伊賀家里《いがいえさと》療治《りょうじ》』（別判型で同じ内容の書が二冊ある）と、杉田玄白《すぎたげんぱく》の次男で蘭方の眼科を専門とした杉田立卿《すぎたりゅうけい》（一七八七～一八四五）『眼科新書』（一八一五年〈文化十二〉）が、併せて蒐集《しゅうしゅう》されている。

注目すべき蘭方医書として、越邑徳基《こしむらとくき》『瘍科精選図解《ようかせいせんずかい》』（一八二〇年〈文政三〉）がある

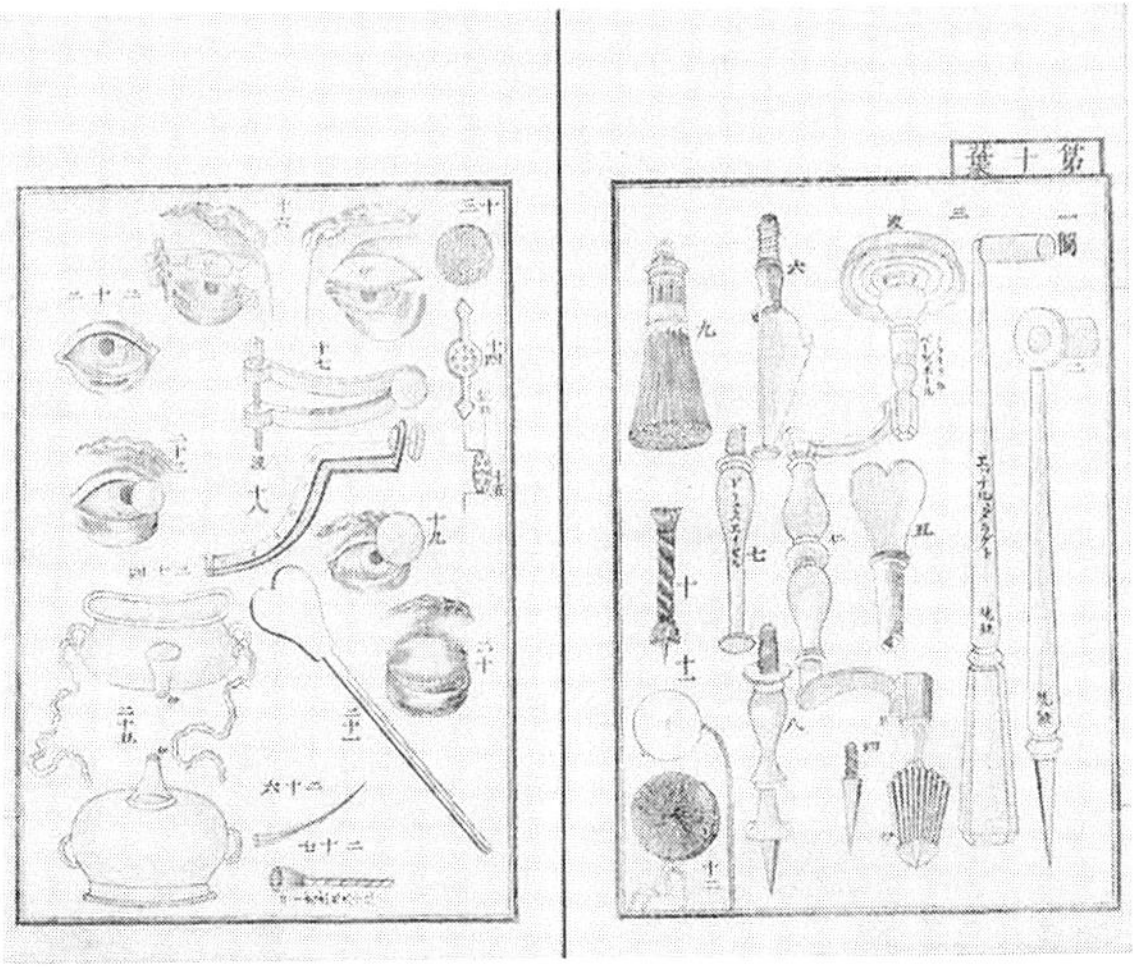

図８　越邑徳基『瘍科精選図解』（滋賀医科大学附属図書館河村文庫所蔵）

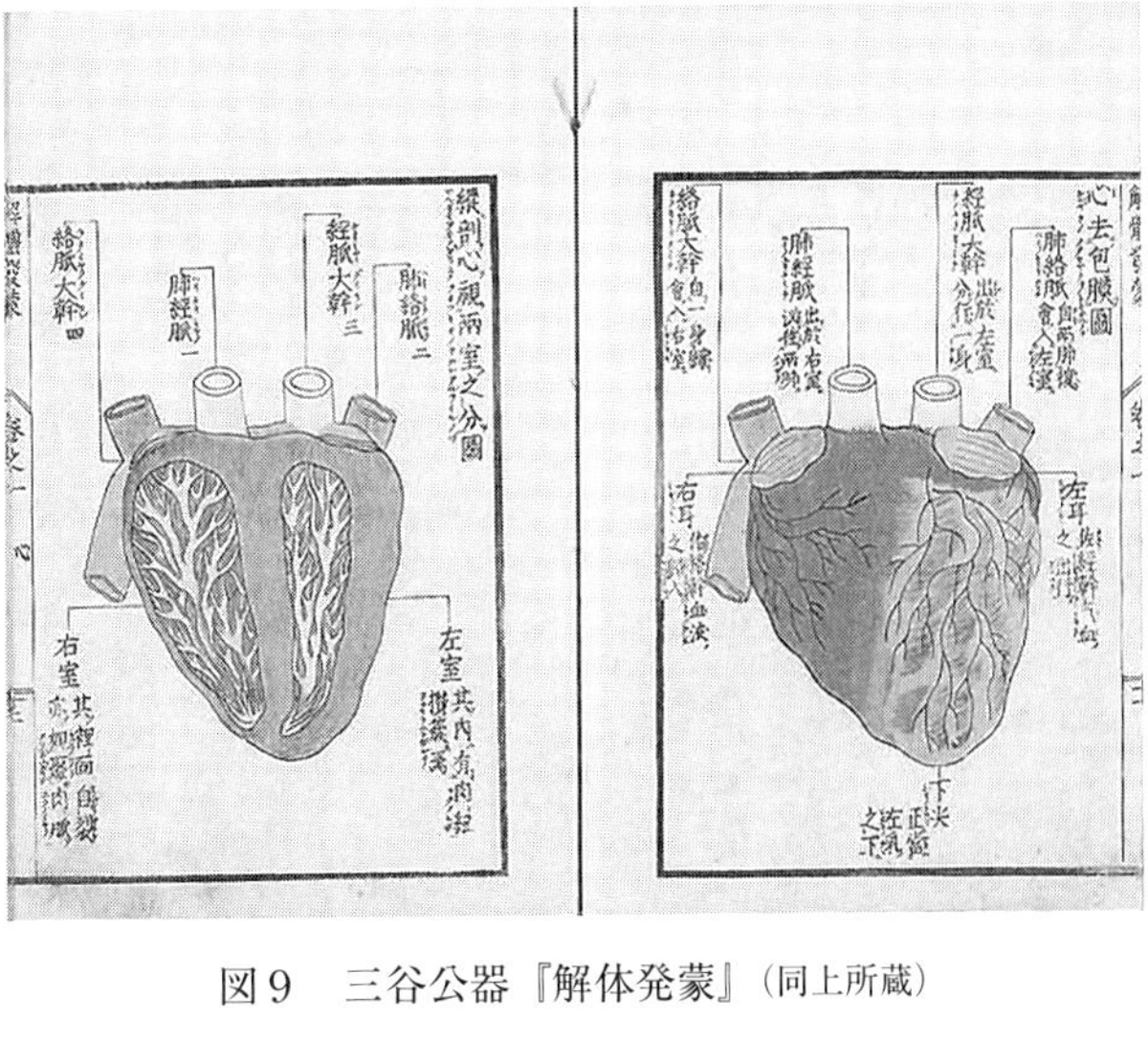

図９　三谷公器『解体発蒙』（同上所蔵）

（図８）。彼は伊勢国出身の大槻玄沢《おおつきげんたく》門下生で、当時の最先端であった、ハイステル Lorenz Heister 外科学の影響を大きく受けている。

他に、宇田川玄真《うだがわげんしん》『遠西医方名物考《えんせいいほうめいぶつこう》』全三六冊（一八二二年〈文政五〉）・林洞海《はやしどうかい》（一八一三〜九五）訳『窊篤児薬性論《ワートルやくしょうろん》』全一八冊（一八五六年〈安政三〉）・船曳卓堂《ふなびきたくどう》『婦人病論』全六冊（一八五〇年〈嘉永三〉）がある。船曳は、近江の水原三折《みずはらさんせつ》（一七八二〜一八六四）から産科を学び、京都の蘭方産科医として著名であった（一〇九〜一一一頁参照）。この書は、プレンキ Joseph Jacob van Plenck（一七三三〜一八〇七）の産婦人科書を翻訳したものである。

「解剖」書のうち、最も早い刊行のものは、三谷公器《みたにこうき》（一七七五〜一八二三）『解体発《かいたいはっ》蒙《もう》』（一八一三年〈文化十〉）である（図９）。三谷は近江国出身で、京都へ出て本草学者小《お》野蘭山《のらんざん》の塾に学んだ。一八〇二年（享和二）の男屍解剖に参加し、知見をまとめた本書では「平二《へいじ》（次）郎臓図《ろうぞうず》」や「施薬院解男体臓図《せやくいんかいなんたいぞうず》」の成果に加えて、西洋伝来の解剖書と漢方医論を併せた、オリジナルの医論が提唱されている。

いまひとつの解剖書は、ホブソン（一八一六〜七三）の『全体新論』（一八五七年〈安政四〉）で、その訳解書《やくかいしょ》（高木熊三郎《たかぎくまさぶろう》著）は、一八七三年（明治六）の刊行である。

当然のことながら、河村家の蔵書群は、家業である漢方医書がまとまっている。だが一九世紀以降を対象とすれば、解剖・生理学書などを中心に、蘭方・西洋医学関連の書籍にも関心を示した様相が顕著であった。

先端の学問に対する姿勢

それらを蒐集するに至る事情は史料上、検証できないけれども、藩医に任ぜられるかなり前から、独自の学問を構築し、医学研鑽につとめていたことは確かであろう。

幕末のわずかな期間、河村家は医学寮で会頭御用掛をつとめるなど、領内の医学教育を主導する立場に就いていた。すでに述べたとおり、医学寮で蘭学が講ぜられた形跡はないが、専門教育機関の指針と別個に、彼らの学問は成立していたのである。ふだん彼らが最新の医界の動向に接するなかで、新奇の学問＝外来の医論を取り入れたい、と思わせるような何かきっかけがあったのか。幸いに彦根は、医学研究の中核である京都や大坂とも地理的に近く、往来も容易だし、経済・流通面において関係は深かった。

地域社会の臨床を最前線で担う医師たちは、常に医界の内外にアンテナを張り、最新の医書を蒐集して、知識・技術を習得する努力を惜しまなかったのである。

「京学」—京都の医界に学ぶこと

医界の中心としての京都

江戸時代の都市京都は、一八世紀半ば以降、医学の中心が「東漸《とうぜん》」すなわち、江戸へと移るまで、最先端の研究拠点として賑わっていた。朝廷に出入りする典医《てんい》を筆頭に、全国レベルで名高い医師が数多く活躍をみせており、彼らのもとへは、医学修業（実際の史料では「修行」の字も多く使われるが、本書中の記載は「修業」で統一する）を望む、若手の来訪が絶えなかった。

その様相は、江戸の歌人津村淙庵《つむらそうあん》が著した随筆『譚海《たんかい》』（『日本庶民生活史料集成』八、三一書房、一九七三年）のなかで、「京都はすべて医者など学問に登りあつまるもの多きゆゑ、借座敷《かしざしき》を建て渡世にするもの多し」と述べられたようであった。

一例を掲げよう。当時、産科学の発展に多大な功績を残した賀川玄悦《かがわげんえつ》（一七〇〇〜七七）は、彦根藩に仕える槍術《そうじゅつ》指南《しなん》の家に生まれ、医学を志した。三〇歳を過ぎて京都へ出て、古物の売買や鍼灸で生計を立てながら、古医方《こいほう》を独学する。あるとき、隣家のお産に立ち会い、難産には従来の療法が無益だと悟り産婦の観察をはじめ、独自の治療術を考案した。オリジナルの器具を創り出すなど精力的に活動し、一七六五年（明和二）には、著書『産論』全四巻を公刊した。正常胎位の発見は、玄悦の大きな業績であった。

京都の医界で生まれた賀川流の産科は、いくつかの分家を立て、阿波《あわ》・大坂など各地に広まった。おのおのの門流には、全国から多く弟子志願者が集まったという。

大槻玄沢の「育才案」

他行しての医学修業＝遊学は、医師のキャリア形成を促進する意味からも、是非とも為し遂げるべきことだった。だが、多くの医師がそれを実現させる状況になると、形式化・マニュアル化は避けられない。それは、第一に医師個人の意識の問題なのだが、本来の目的を逸脱したケースも増え、全体として効果は希薄になってしまう。

この種の弊害について、いち早く指摘したのが、高名な蘭方医家大槻玄沢《おおつきげんたく》（一七五七～一八二七）であった。彼は、一関《いちのせき》藩の建部清庵《たてべせいあん》や杉田玄白《すぎたげんぱく》・前野良沢《まえのりょうたく》に師事し、長崎遊《ゆう》学《がく》を経て、一七八六年（天明六）、江戸詰《えどづめ》の仙台藩医に任ぜられた。一八一〇年（文化七）五月、玄沢は藩に向けて医師の専門教育の必要性を指摘し、既設の医学校に対する改革の

（表5つづき）

第5条	各大小進退世禄に就ても銘々家業出精可仕筈候処，不出精之者は其品により減禄も可被仰付，其上或は家業替も可被仰付候，又格別出精之者は御吟味之上御加増も可被下置候間，何れも此旨相心得油断有之間敷抔と厳に御触出御座候て可然哉と奉存候	医師は手軽にし常に研鑽せよ
		流行医者のみを取り立てず，医師全部を万遍なく活用せよ．無医地域への出張などをおこなうべきだ
		大藩ゆえ制度を確立すれば成熟した医師が現れる．必要なら町医から講師を募ること
		薬園の必要性．生民御救済

（出典）「御医師育才案」（『磐水存響』所収）

提言「御医師育才呈案《いくさいていあん》」（以下、「育才案」と略記する）を上申したとされる。

仙台藩の藩士教育は、早く一七三六年（元文元）、城下の武家屋敷で始まり、一七六〇年（宝暦十）からは、医学の専門教育もおこなわれた。一七七二年（安永元）に藩校は「養賢堂《ようけんどう》」と改称され、その後、医学校を分離している。一八二二年（文政五）からは蘭科の教育にも着手しており、周辺諸藩と比しても、先進的な教育機構が整えられていた。

本節では、玄沢の見解に耳を傾け、仙台藩の課題に則しつつ、医師再生産構造の理念と課題について考えていく。ここで「育才案」全文を掲載する余裕はないが、全体は大きく五ヶ条に分かれており、その概要を表5に整理したので参照されたい。論述の関係で、最初に第一・三〜五条の内容

表5　大槻玄沢による仙台藩医学校に対する提案要旨

	箇条冒頭部分	玄沢の指摘と提案
第1条	医書講釈者是迄養賢堂にて致来候事に御座候処，此度本堂御改正ニ相成候に付は本堂之脇地面江別段に医学之館舎御造営，薬園も被相附公儀医学館之如く追々ハ御仕法御改め被遊可宜，併講釈等は先以是迄之姿にて被指置可然哉と奉存候	幕府医師多紀安長が創設した医学館に倣うカリキュラムを設けること 医書講釈だけではなく，臨床の場を設けること この仕法はすぐには適用できないので，まずは学頭，主立に相応しい人材を育成する必要のあること
第2条		(本文で詳述)
第3条	本道は廿歳より廿五歳迄年々医案幷に年之初，去年之病人人数帳御改之儀は若輩之者医学心懸油断不仕候様，且唐土進士及第之御趣意とも相聞得甚御良法と奉存候，併只今にては右御改相済相勤罷在候者共を伺候に中には格別之者も無之…	優れた医学教育システムがあるのに人材が育成されないのは何故か．安閑と暮したり，修業が成就したなどと思ってはならない 医案提出を年に1度とせず，何度もおこなうべきだ．賞罰を設けたり，各人が会読や学習に努めること
第4条	医案者諸科共認候様為心懸往々は外科・針治・眼科・口科共に被仰付候様相成候儀可然奉存候	雑科と呼ばれるこれら諸科も学問体系，同様の教育が必要とする 彼らの閉鎖性，守旧性を批判

を簡単にまとめ、第二条の分析は後で述べる。

幕府医学館に倣うべし　まず第一条の冒頭に、玄沢の提案が簡潔にまとめられている。

(1) 藩医を対象とする専門教育は、これまで藩校で医書の講釈をおこなってきたが、本堂の脇に、あらたに「医学之館」を建設する。薬園を併設して、幕府医学館の制度に倣ったカリキュラムを整えるのがふさわしい。

(2) 教育の内容は、医書講釈に加え、臨床の場を設けて育成に役立てる。

(3) 玄沢が提唱するこれらの仕法《しほう》を機能させるため、まずは学徒を教導するにふさわしい人材（「学頭《がくとう》」「主立《おもだち》」）の育成をおこなう。当面はその点に主眼を置いて、藩としての方針を固めねばならない。

(1)にあるように、玄沢が規範としたのは、幕府医学館の諸制度であった。

先にも述べたが、幕府医学館は、多紀《たき》家の私塾を一八世紀末、官立化した機関である。教育の対象は、当初こそ幕府医師と子弟に限られたものの、一八四三年（天保十四）以降、江戸の町医《ちょうい》の参加や、講師としての招聘を許し、彼らの資質向上と綱紀粛正《こうきしゅくせい》をめざした。また、教育の機能以上に、寛政改革《かんせいかいかく》期における出版・思想統制を主導するなど、政策面で一定の役割を果たしたことは、よく知られている。

設立当時の江戸市中には、師となり得る医家が少なく、臨床の機会も限られていた。そこで医学館は立志の医師を対象として、教育の機会を提供した。そこに集う医師たちは、それぞれ流儀・学問の基礎を異にするが、医学館はその統一を強いなかった。互いに切磋琢磨し、診療の精度を高める姿勢こそ重要で、臨床技能の研鑽を主眼としたからである。

増える「遊怠ノ者」

だが、文化期（一九世紀初頭）ごろから「素食遊怠《そしょくゆうたい》ノ者」が増え、そのため有志だけが入門する形に改められた。幕府医学館の位置づけは初期と異なり、十分に機能しているとはいい難い状況に陥る（『日本教育史資料』）。

一九世紀前半、化政期から天保期にかけての停滞は、彦根藩医学寮に限らず全国諸藩の学校組織で共通した傾向であった。各地で再興に向け綱紀粛正が叫ばれるも、抜本的な改善には至らない。高い理念を掲げても、それを維持することは本当に難しい。この時期はまだ、医療環境の実態と制度のめざす理念が、うまくかみ合っていなかったのだ。

専門教育機関は設立されたものの、結局は従来と変わりはなく、医師個々のレベルで、より魅力的な教育が実現した。たとえば、蘭方医学の移入も、一部の有志が主導した後で公に採用されている。公儀＝幕府・藩は、医師の学問研鑽を管理していく必要性を認識しはじめたとはいえ、政策上の意識と、実態の乖離は明らかだった。

玄沢の提案(2)に戻ると、彼は医師育成にあたり医書の講釈のみおこない、実際に病人の診察をおこなわないのでは、有用な人物が育たないと述べている。すなわち、臨床重視の方針である。この見解は、本章冒頭で指摘した実証主義医学の興隆とも関係しよう。また、⑶の提起は、とくに重要である。たとえ⑴・⑵で提起する手法を採り入れても、それだけでは、早急に有用な人材が確保できないことを、玄沢はよくわかっていた。本道（内科）の学統をながめたとき、現状ではさしあたってこれと思う有望な人物はみつからない。ゆえにまずは医学校を運営するにあたり、参加する医師たちの先頭に立ち率いていく人物の育成に焦点を絞ろう。初学で年少の者をとくに引き立て、藩が公定する制度のもと、教育をおこなうことが有効だ、と主張したのである。

若手医師教育の現状

それまで仙台藩では、二〇～二五歳までの若手医師を対象に「医案」「病人人数帳」のチェックを制度化していた。第三条ではその実効性に疑義を呈し、よりふさわしい手法への改革を提案する。

詳しい実態は不明だが、医案とは、具体的に症例を示し、それについて最適と考えられる治療方法を提示する、一種の考査である。どのような処方をおこなったか、診察の履歴を改める手法は当時、多くの藩で採用されていた。いずれも中国における医師就学・進級システムを倣ったもので、臨床技術の向上に奏功するとされた。

玄沢は、これらの制度に懐疑的だった。適用を受ける医師のなかに志の低い者がおり、どうやって考査を乗り切るか、小手先の知恵ばかり絞るような向きもみられたからだ。

本来であれば、若手の医師こそ困難な症例を積極的に診察する姿勢が重要だが、彼らは「御格式」を立てる（ここでは、既存の手法に固執し、あらたな試みに取り組もうとしない態度をさす）ことにばかり意識を集中させている。失敗を恐れず、繰り返し治療技術の吟味につとめて、はじめて医論の理解や臨床の実力は向上しよう。考査で失敗すれば立身出世を阻まれるという恐怖心が、制度を形骸化させるのだ。

いうまでもなく、医案の作成は効果的な就学方法なので、毎年暮《くれ》に一度、などと時期を限らず、必要に応じ何度でもおこなえばよい。医案の時期以外は安閑と暮らす、といったふうでは、技量は上達しない。このような現状を改めるべきだ、と主張する。

また、「病人人数帳」に関しても、患者数を水増しして、報告する者がみられるなど、問題点は多い。治療を施した病人の数のみを報告するのではなく、学問研鑽のため成功・失敗どちらにかかわらず症例を認め、提出させるようにすべきである。

「育才案」の問題関心

このように玄沢は、有効だと思われる教育システムが仙台藩で採り入れられているにもかかわらず、そこから優秀な人材が出てきていないのはなぜか？という点に関心を寄せた。もとより医師個人の奮起を求めるのは当然だが、賞罰を厳しくすることで、成果の向上を期待したのである。

玄沢の厳しい指摘は、なお続く。藩医として藩に取り立てられ、年月を重ねた医師は、御用をつとめるさいも恒例の所作に不自由なくなるため、自分で勝手に修業が成就した、と判断してしまい、日々の努力を怠るケースが少なくない。

だが、医は「生涯之業」で、決して完遂することはない。年長の者はなおさら、自分の倅や他の仲間、年少の者を集め、医書会読や症例研究などの研鑽を続けるべきだ。

第三条は、学校制度そのものを議論の対象とし、医学教育を公的に制度化する必然性を説く。すなわち、医学校は、何より藩に有益な人材を育成すべきであり、そのためには制度の早急な確立が必須だと繰り返したのである。

「雑科」の現状への提言

第四条では、この当時「雑科」と呼ばれた外科・針治・眼科・口科など諸専科の医師たちの、守旧的な態度が問題視されている。玄沢の主張は、医に従事する者は、専科を問わず研鑽が必要で、医学校において専門の教育プログラムを受けるべき、というものだ。

具体的には、本道の医師と同じような教育システムを採用し、三〇歳以下の「志有之者」を引き立てることや、学問・治療技術の旧守性を排除するために、雑科医師にも医案制度を設け、論議を喚起すれば「大家」も育ち「御国之光」になる、と展望を示した。

第五条は、医師の日常活動、その姿勢に関するコメントである。藩医の「大小・進退・世禄」は、信賞必罰を明確にするよう求めた。現状でも、父祖の代より巧者で、手柄もあり、歴代の藩主から引き立てられた者は、高禄の場合がある。逆に家業に出精《しゆっせい》できなければ、減禄や「家業替《かぎようがえ》（職業変更）」の勧告もやむを得ない。

就学の姿勢に対する疑問

もちろん、世襲の弊害を排除し、力を発揮できた医師が報われるような、制度の改革を目標に据えるべきだ。玄沢は、流行医ばかりを取り立てる傾向を強く批判し、志の高い医師を積極的に登用することが医療環境の高度な安定に結びつく、と強調する。

また、医師たる者は「万事手軽に懸廻《かけまわ》」ることが必要で、貧民の救済にも積極的に取り組むべきだ、ともいう。これは、医師個人の問題以上に、社会＝患者の意識や藩の政策に関わる理念でもあった。たとえば、

一旦御城下を御はなし（放ち）遠近在々医師払底之所へ遣され、存分手弘く療治致され候ては如何これあるべきや、然《しか》る上、帰仙仰せ付けられ候はゞ必ず功者之者相出来《あいでき》、御教育之道も行われ、功者之御医師共引続申様に相成るべき哉と存じ奉り候（筆者による読み下し）

とあるように、修業や窮民施療を目的として、四〇歳前後の医師を三～四年ほど、領内の

適所へ派遣する、といった提案である。玄沢は、医学教育の側面にとどまらず領内の医療環境の拡充をも視野に入れていた。

「育才案」とりわけ第五条の内容は、医界の現状に対する、痛烈な批判となっている。藩にとって有益な医師こそを確保し、診療活動を活性化させることが肝要だ。仙台藩は大藩なので、良い制度さえ整えば、成熟した優秀な医師（「精熟之人物」）が出て来よう。そうすれば、町医・在村医からも医学校の講師を募ることが可能となって、順調な医師の再生産が達成される。そのように見通したのである。

玄沢の言説は、医学校の教育活動をどのように活性化させるか、おもに運営の側面から論じているが、医師個々人の意識・姿勢に関する提言や、医療に対する社会的な需要、学統の特質にも、鋭く切り込んだものであった。学校の制度を軸に据え、主眼は領内医療環境を根本から支える社会資本（「可被仰付人物」）の整備に置く。このような類いの提案は、時代を通じて適用し得るものといえるのではないか。

彼の主張をみるにつけ、一九世紀初頭が医学教育にとって一大転機になったことを強く感じざるを得ない。公儀とりわけ藩レベルで、専門教育機関を整備・拡充し、医師育成のプロセスをそれに委ねることの必然性が主張されはじめたのである。

玄沢の見解によると、仙台藩では生徒を教導し得る有能な人材が不足しており、そのため専門教育機関が成果をあげていない。「育才案」第二条は、既存の教育・医師再生産システムの欠陥を鋭く指摘する。

師弟関係を担保する

仙台藩では、本道を専科とする若い藩医の子弟が遊学を希望し、許可されると、藩から一定の手当が支給された。すでに述べたとおり、修業・他出時の学資支援は決して珍しいことではないが、玄沢は制度の運用実態に疑義を感じ、その問題点を列挙した。

彼はまず、医師の師弟関係における閉鎖性に着目する。学問上の人的関係にあっては、「他門之者」が自由に入門することを容認しない。この点について、玄沢は、さしあたり当時の常識（「当然之理」）だとして、一定の理解を示している。

問題となるのは、教える側に起因するケースである。歴代の功者を輩出する、名医に入門したとしよう。当代の師匠が若かったり、病弱・未熟な場合に、弟子としては他門で修業したいと希望することもあろうが、師匠の手前、なかなか実現は難しい。

師匠の側も、弟子が他門で修業することを容認すれば、自家の不備が聞こえてしまうし、弟子も自然と師匠を重んじなくなる、との不安がある。師匠と弟子の関係は、双方の私的な事情や、感情に左右されやすく、不安定な要素を含むからである。

これについて玄沢は、他門へ修業するさい、必ず師匠と弟子が熟談し、師匠のほうが

「○○は私の門弟だが、本人の依頼により、××方へ派遣し、修業をさせる」と明記した申告書を提出するなど、両者の関係をはっきりさせ、藩へ届け出る形にすればよいと提案する。そうすれば、師匠としても弟子を失う心配がなくなる、という。

元来、師匠と弟子の関係は、きわめて私的な要素、偶発の契機をもっぱらとする。しかし、修業の奨励という本義にかえって、藩が師弟の関係を担保することによって若手の学問研鑽が喚起されるのであれば、制度の導入は有効となろう。医師育成の側面で、公儀＝藩が積極的に関与すべきだ、とは一貫して玄沢の主張であった。

「京学」の実態

当時、地方在住の医師たちが三都をはじめとする都市へ赴き、高名な師匠に付いて学ぶことは「京学《きょうがく》」と俗称されていた。

玄沢によると、京学は本道の医師にとって「常例の如し」＝一般的なことだが、実態には大きな課題がある。医学校が整備され、領内でもある程度の修業は可能なのに、積極的な参加をふだん怠っている者さえ、上京を希望する傾向がみられたのだ。

「育才案」で玄沢は、初学の者が、まず藩校養賢堂や医学校で実施する講釈に怠《おこた》りなく出席すること、医師仲間のうち年若の者は「医書会」「医案 認《したためかた》 方之相談」に参加し、十分に研鑽すべきことを強調した。これらの就学機会が、どの程度、達成されたかは不明だが、医学校は現状でも、医師育成に理想的な制度を整えていたはずである。

京学の実態について玄沢は、次のような見解を示している。

京学之儀、本道は常例の如くにて、国許《くにもと》に於いて格別右体之執行も仕《つかまつ》らざる候者共も多くは上京 仕《つかまつり》候《そうろう》哉《や》に相見え申し候、一向志もこれなく只《ただ》名高き医家之門へ折々相のぞき候迄にて、中一年も丸々滞留致し帰郷に及び候、誠に京学仕候と申す名聞迄にて、上方見物《かみがたけんぶつ》致し帰国致候者多き歟《や》と存じ奉り候、あるいは志相立《あいたて》申さず候より心得違にて滞留中放埓《ほうらつ》致し、帰国も仕り兼ね、御国元より度々《たびたび》旅用を取り寄せ、夫《それ》にても引立兼候趣に付、親元より迎え尚遣《なおつかわ》し、押て呼び下し候様之者も間々これある様にも承り及び申し候、是等は以《もって》之《の》外《ほか》之御義、又無難に帰郷仕候者にても、前文之有様に御座候ては無用・不益之儀と存じ奉り候

彼のみるところ、上京する医師たちの志の低さが目立っていた。京学とはいっても「名聞」ばかりで、実態は「上方見物」にすぎない。なかには中途で「放埓」に及び、国元に迷惑をかける者すらいる。明確な意思をもたず、ただ高名な医家の門にときどき顔を出すだけであるならば、帰郷しても全く「無用・不益」なのは当然である。

これと同じような主張は、一八世紀半ばの幕府医官度会常芬《わたらいじょうふん》が著した、随筆『古今医《ここんい》苦知《くち》』のなかでも述べられている。

医門の子弟京都へ出て医学を習ふを京学といふて人々貴《とうと》ぶ事なり、古《いにし》へは今のやう

にはなきか今の京都へ上りて学ぶ医生《いせい》は多くは都の繁華《はんか》にめて傾城《けいせい》遊女を寵愛し故郷へ帰るときには大形は銅人形一箱にて帰るものおゝし、しかしながら京へ上りて学問するといふは古き事なり

『古今医苦知』序文には、一七三六年（元文元）五月の年記がみえる。このころ、修業先として京都を選ぶことにつき「古き事」と断じた、度会の見解が特筆されよう。京都は魅力的な娯楽・遊興の要素で溢れていたのだ。ただ、「古へは今のやうにはなき」とみえ、かつての京学はまた様相の違うものだったというのも、興味深い指摘である。

有意義な「京学」のために

さて「育才案」第二条に戻ろう。この問題に対する玄沢の主張は、次のとおりであった。まず国元でひととおり修業をさせ、それを前提として京学の願書を申請させるのである。

これにより先ず右申し上げ候通り、御国元に於いて医事一通り修行相励ませ候て、京学願い指し出し候者御座候はゞ支配《しはいがしら》頭、其人・右是迄便り候師家、ならびに中間《なかま》内の評判を御聞き届け成され、志篤き者に見え候はゞ願の如く成し下され然《しか》るべき哉《や》と申す事御見立《おみたて》然るべき哉と存じ奉り候

医学校の支配頭が彼の師匠や仲間内の評判などを収集し、志の篤い者かどうかチェックする。許可制をとることで、藩が一定の関与をおこなえば事態は解決する、というのだ。

現代の医学界でも同様だが、どの専科を選択するかは、医師本人の判断に委ねられる。だが彼は、個々の得手・不得手を重視すべきだという。たとえば、医学理論を得意とする者がいる一方、治療の技量に長けた者がある。どの分野についても、得手を撰んで学ばせるようにしたい。この場合、医師仲間や医学校の主導者が判断しなければならない。

仙台藩は大藩ゆえ、大勢の医師が活躍するから、おのおのの得意分野を掘り下げたほうが、全体として効果的だろう。このような分業への指向性は、注目に値する。さらに玄沢は、京学の実践にあたって、次のように具体的な提案をおこなった。

さて御医師之内、老輩にて頭立候者は、当時京都・江戸に於いては何某・誰某は何に長じ、何に委《くわ》しく、何に功者と申事、兼て承り合い取り調べ置き、遊学に罷出《まかりいで》候《そうろう》者《もの》之《の》得手を見立、何某は誰へ当て罷り登《のぼ》せ、何年之間何々之筋《すじ》を出精稽古《しゅっせいけいこ》仕《つかまつり》、御《ご》用立《ようにたち》候様、修行罷り在り候様委しく相諭《あいさと》し、御上に従りては尤堅く仰せ渡され候て御暇下され候義然《しか》るべき哉と存じ奉《たてまつ》り候

老輩の藩医は、京都や江戸で誰が高名な医師か、情報の収集に力を尽くさねばならない。そして、遊学希望者の得手を見極め、どこでどのような修業をどの程度すべきか、細かくアドバイスする。藩は、それに基づいて就学内容を具体的に指示し、暇を与える。すなわち、遊学の全体に藩が関わる、明確なマニュアル化をめざしたのである。

このような手法は、藩の御用で遊学するのだ、という意識を高める点でも有効となる。加えて、京都や江戸の留守居《るすい》が査定を徹底すれば、確実に成果を導けるし、従前「上方見物迄之名聞計《ばか》り之京学之様」だったのが、「実学実用」の遊学となり、領内にとって「御用立」＝有益な人材も確保できるだろう。

本来の意義・目的を考えるなら、行き先は必ずしも京都や大坂・江戸に限らず、地方へ医生を派遣しても何ら問題ない。実際に、華岡青洲《はなおかせいしゅう》（紀伊）や江馬春齢《えましゅんれい》（美濃）、後述する奥村良筑《おくむらりょうちく》（越前）など、全国各地で名家と評される医師は多く、彼らの私塾にも、全国から有志が集まった実態はよく知られている。「繁花之地」でない土地での修業は、かえって「別《わけ》て成熟」にもなるだろう、というのだ。

遊学制度改革のねらい

以上みてきたように、玄沢は京学の現状にこそ疑義を呈したが、修業の有用性自体は認めている。第二条の末尾では、次のように述べ、効率的な手法での推進を訴えた。

学館御造営成就之上は、猶亦《なおまた》館中之学頭主立候者も出来候事に御座候間、右之者共其書生共之才能得手を見立、遊学之為め諸国に御立たせ宜《よろし》かるべき義と存じ奉り候、先ず前條之如く御国元にて御教育の基を固めさせ候上にて、他国へ御許し成され候方と存じ奉り候、自分より志を起し候得ば、如何様にも艱難《かんなん》仕り、御手当差し定め候通りにても間を合申すべき哉と存じ奉り候、聊《いささ》か勢い御座候者は京学相企て、勢い得ざり候者は御国許にのみ罷り在り候事にては真伝を失ひ、師法のみ相守り居り、当時世間にて格別相開け候義も存じ申さず、偏固《へんこ》にのみ罷り在り候義残念至極、且つ格別之御用にも立ち申さざる義、恐れ入り候儀と存じ奉り候

医学所が機能すれば「館中之学頭主立候者」も出てくるから、彼を中心として医学生の才能や得手を見極め、諸国へ遊学させる。ただし、領内で基礎的な教育をおこなうことが前提となる。つまり医学所の教育と遊学を連動させることを念頭に置くのだ。

もしもこれら一連の手続きに藩が関与せず、これまでのように医師個々人の判断のみに委ねるならば、経済的な余裕のない者は、藩領内だけで学び、結果として「師法」のみを固守し、世間一般に通用しない「偏固」な学問がはびこることになる。そのような医療が普及することは、決して「御国之御重宝之儀」にならないだろう。玄沢の主張は、師匠と弟子の人的関係に固執する弊害を訴え、現況に警鐘を鳴らすことにあった。

玄沢の提示する「育才案」の全体は、さしあたり仙台藩の実情に沿った改善策になっている。だが、理想的な医師再生産の枠組みを構築するためには、藩ないし専門教育機関がもっと役割を果たすべきだ、という彼の主張は、全国レベルでも十分に通用する議論とい

えるだろう。実は「育才案」の提案が藩に採用されたのかどうか、事後の経過はよくわかっていないが、医界の状況を踏まえれば、時代の要請にも全く沿っており、仮に実現してもそれなりの成果は掲げられたものと思われる。

本節で紹介した「育才案」は、社会の実態を正確に把握し、既存の体系（学統）にとらわれず、よりよい学問を創りあげていくために何をすべきなのか？　彼の抱いた問題意識と理念が明確に示された点で、画期的な史料だといえよう。

だが結局のところ、この種の専門教育・遊学プログラムは、全国どの藩をみてもすぐに採用されることはなかった。医師育成の実際に関しては、いま少し具体例に即し、当時の状況を検討してみる必要がありそうだ。

ある地方医師の京都遊学

日記史料をよむ

名医を輩出した越前国府中領

遊学の実態を探る手がかり

江戸時代の医師たちにとって、医界の中心へ出かけ、高名な医師に弟子入りして学ぶことは、大きな憧れであると同時に、知識・技術の向上や、生業安定を確保する意味からも欠かせない行為だった。だが、遊学を実現するには、経済面でかなりの負担を強いられる。幸い資金が工面できたとしても、よほどの有徳《うとく》者でない限り、学問の継続には困難がともなうだろう。

これまで研究史では、著名な医家たちの学問業績や、就学の過程について多くの史実が明らかにされてきた。だが、実際に遊学の場で何がおこなわれたのか、具体的な活動状況に関しては、史料上の制約もあって、あまり明らかにされてこなかったように思う。

そこで以下、本章では、ある地方在住医師を例に、就学履歴の実態を物語る史料を読んでいく。素材としては、越前国《えちぜんのくに》福井藩府中領（現在の福井県越前市を中心とした領域）の医師皆川文仲《みながわぶんちゅう》の日記や収支帳簿類、石渡宗伯《いしわたそうはく》の書簡を使う。

一般に、日記や書簡といった歴史資料は、内容が執筆者の身辺雑事に及ぶため、事実の確定は難しいけれども、これらを取り上げることで、就学内容だけでなく遊学中の衣・食・住、行動記録など、私的な動静をもうかがうことができる。

府中出身の医史学者土肥慶蔵

本章のはじめに、以下で主として取り上げる、府中医師皆川家旧蔵の記録群「皆川家文書」について、簡単な紹介をしておく。

この史料は、現在、東京大学総合図書館に収蔵されている。『東京大

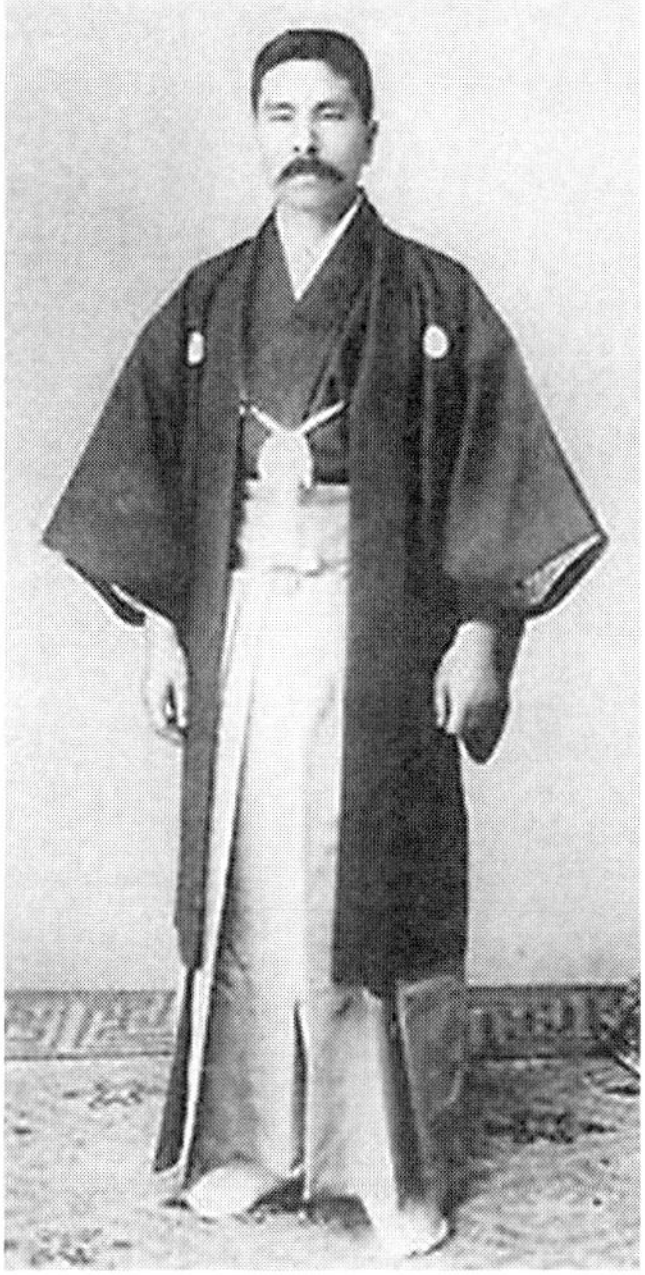

図10　土肥慶蔵

学総合図書館古医学書目録』によると、旧「鶚軒文庫《がつけん》」に含まれる記録のひとつだという。鶚軒文庫とは、土肥慶蔵《どひけいぞう》（鶚軒、一八六六～一九三一、図10）が収集した一連の蔵書群をさす。彼は、府中医師石渡宗伯（第五代、後述）の次男にあたる。

一八八〇年（明治十三）に上京し、一八八五年（明治十八）には東京外国語学校から、東京大学医学部予科に進んだ。卒業後、わが国近代外科学の父と賞讃されるお雇い外国人スクリバ Julius Karl Scriba（一八四八～一九〇五）の助手として活躍する。

一八九三年（明治二十六）には、文部省の留学生として渡欧する機会を得た。当初は、ハイデルベルグ大学（ドイツ、スクリバの出身校）で外科学を修めたが、国内学界の事情で専攻を替えるよう指示され、翌年以降、オーストリア・フランスへ転学する。ウィーン大学では、カポジ Moritz Kaposi（一八三七～一九〇二）に皮膚科学・黴毒《ばいどく》学を学び、さらにパリ大学へ移って、ギュイヨン J. C. Felix Guyon（一八三一～一九二〇）に師事、泌尿器科学を習得した。

一八九八年（明治三十一）に帰国した鶚軒は、東京帝国大学医科大学皮膚科梅毒学講座主任教授に就任、長く研究指導につとめる。皮膚病の理学的療法に先鞭をつけ、皮膚科・泌尿器科学の権威として活躍する一方で、医史学にも精通し、一九二一年（大正十）には大著『世界黴毒史』を刊行した。

医史学への関心は、わが国における精神医学の先駆で、医史学者としても著名な呉秀三《くれしゅうぞう》（一八六五〜一九三二）が同級におり、影響を強く受けたからと伝えられる。鶚軒はまた「若越医学会《じゃくえつ》」や、上京した学生のための寄宿舎「武生郷友会《たけふ》」創設に関わって、地元に多大な貢献をしたことでも知られる。

鶚軒文庫と皆川家文書

鶚軒は、哲学・社会経済・地理・理学・芸術とあらゆる分野に及ぶ書籍・史料を蒐集した。本業である医学・本草書《ほんぞうしょ》も充実しているが、漢詩への造詣も深い教養人ゆえに、点数としては、文学関係の書籍がそれを凌駕する。

彼の没後、膨大な蔵書は、縁戚関係にあった三井家《みつい》が購入し、三井文庫へと寄託された（一九三一年〈昭和六〉）。だが、戦後、財閥解体の過程で売却されることとなり、国立国会図書館・東京医科歯科大学・カリフォルニア大学バークレー校などに分置されたため、現在では、文庫の全体像把握がたいへん難しくなっている。

東京大学の所蔵分は「鶚軒文庫蔵書目録」のうち「第七門　医学・本草」全冊である。現在、「皆川家文書」は全五帙《ちつ》に整理、配架され、大半は近代以降の医事記録を束ねた綴《つづり》の形で現存している（表6）。江戸時代のものは、当主が書き留めたと推定される、小型の日記帳面八冊と漢詩文、手習いなど若干点で、家の経営に関する史料はみあたらない。「皆川家文書」に収められている日記は、家族や私的な交際の記事をほとんど記してお

表6　「皆川家文書」全五帙の概要

	架蔵時標記	収　載　史　料
(1)	医事記録1	近代史料（虎列刺病流行記録など）
(2)	医事記録2	近代史料（容体書，県令布達など）
(3)	詩歌・生花往来物	近世・近代史料（漢詩文，手習など）
(4)	由緒書・触書・記録類・日記	近世・近代史料（「諸事記録」（元治2年）など）
(5)	日　記	「遊学中日記（嘉永6年）」「諸事控帳（同）」「記録（安政2～4年）」「同（安政5～7年）」「御上坂御供中諸記（慶応元～2年）」「諸事記録（慶応2年）」「諸事手留（慶応3～明治4年）」

（註）(1)～(5)は筆者による付番である

らず、どちらかといえばオフィシャルな内容が目立つ。もっとも、空白部分も少なくないので、ある程度、後からまとめて記載されたことも推察される。

ところで、一九二九年（昭和四）作成の自筆稿本「鶚軒文庫蔵書目録」を一覧しても、そのなかに「皆川家文書」は収載されていない。あるいはこの文書は、彼の著作『鶚軒游戯《がっけんゆうぎ》』（自家の成り立ち、奥村良筑《おくむらりょうちく》・永富独嘯庵《ながとみどくしょうあん》の紀伝、他に随想などを収載）執筆の参考に供するため、蔵書群とは別に、手もとに置かれたことも考えられる。

鶚軒自身の言によると、父宗伯の書簡は従兄の高橋家で保管されていたもので、当時は他に京都遊学中の詩稿や、一八六二年（文久二）府中領主参府の随行日記も残されていたとのことだが、これらも現存していない。

石渡家の家系

『鶚軒游戯』に収載の一節「我が実家」のなかで鶚軒は、石渡家に残されていた歴史資料について、次のように述べている。

斯《かく》て（明治、引用者注）十二年三月に余は進修校を卒業したが、翌十三年一月に笈《きゆう》（荷物箱）を負ふて郷関を出るまでは、尚《な》ほ母の膝下《しつか》に居たので、此間に実家の古き記録などを渉猟《しようりよう》して写し取て置いたものが、後年料《はか》らずも越前人物志の史料に役立った。只《ただ》残念なことには我等兄弟とも修業に出た跡で、母は妹と共に前なる長屋に移り給ふて、本宅を人に貸し渡すと云ふ「改革」の際に、二階に幾葛籠《くずかご》もあった公私の書類は悉く《ことごと》二束三文に消え失せたのである。

『越前人物志』は、福井の福田源三郎《ふくだげんざぶろう》（菱州《りようしゆう》）による大著。当地の郷土研究として最も早い成果のひとつで、たいへん有名である。転換期の混乱に紛れ、所在不明となった石渡家の古記録には、京都の本草学者小野蘭山《おのらんざん》から送られた書簡も含まれていたという。

なお、一八六四年（元治元）七月、禁門《きんもん》の変で府中領主が御所を警衛したさいの書類を『鶚軒游戯』中に引用しているが、これは皆川家より入手したものらしい。

さて、石渡家の先祖は越前松平家に仕える武士であり、一八世紀初頭の秀直《しゆうちよく》なる人物が府中で医師を生業とし、これが初代とされる。福井から府中へ赴いたのは、母方の縁家を頼ってのことではないか、と鷃軒は推測している。その秀直には三男二女があり、このうち二人が医を志した。一七二七年（享保十二）、府中領主の命で、兄弟は京都まで遊学に出る。弟は福西なる人物から医術を学び、太田了伯に就いて鍼術《しんじゅつ》を習得、一七二九年（享保十四）に帰郷し、五人扶持《ぶち》に取り立てられた。次節で紹介する奥村良筑と同じ時代に活躍した医師である。

一方、兄は京都に滞在を続け、「端坐流鍼法《たんざりゅうしんほう》」で全国に著名な存在となった。『鷃軒游戯』収載の門人誓書《せいしょ》（一七三〇年）をみると、福井・鯖江《さばえ》など府中近郊はもとより大坂・京都から二〇名以上の入門者を迎えている。彼は結局、別家して皆川家の初代となり、幸庵（他に貞庵・沢庵）を名乗った。もともと石渡家の人物だが、先に帰郷した弟が家を嗣いだため、別に一家を成したのだろう、とはこれも鷃軒の見解である。

以降、石渡家の当主は宗伯を名乗るが、この時代の常で血統は長く続かなかった。三代宗伯は、京都の公卿を家の祖とし、国兼村《くにかね》（現在の福井県越前市）の郷士《ごうし》だった高橋家を出自とする。彼は青年時代に何度か養子に出たが続かず、一七八二年（天明二）、府中医師縣道策《あがたどうさく》（奥村良筑門下の四天王、と呼ばれる逸材だった）に入門し、医を修めた。

彼は、京都遊学も経験、小野蘭山に師事したが、一七八八年（天明八）の大火で府中へ戻る。そして道策の推挙によって石渡家へ入り、三代宗伯を名乗った。彼には『本草薬品録』『越府《えっふ》魚品録』などの著述もある。同家中興の祖というべき傑物だった。

四代宗伯はその長子で、詩文・書にも通じた。だが、五〇歳前後で中風《ちゅうふう》（脳卒中などに起因する、半身不随・まひなどの後遺症）を煩《わずら》い、嫡子が二二歳にして家督を相続した。これが以下、本章で紹介する五代宗伯である。

ところで、一八五〇年（嘉永三）九月、五代宗伯の結婚披露にさいし、祝宴に招かれた親類は、瀧源一郎・瀧虎吉・瀧藤太郎・皆川文仲・縣道策・宇野源之助・前田正莽・前田嘉寿・高橋茂十郎の九名であった。このうち皆川・縣・前田は府中を拠点とする現役の医家であり、瀧家も以前は医を家業としていたらしい。府中の医師集団世界は、おおよそ縁戚関係で結ばれた小規模なサークルで成立しており、この特徴が彼らの生業や就学にも少なからず影響を与えていたのである。

府中領の医療環境

名医を輩出した府中の地

福井藩の枝領にあたる府中領は、越前平野南部に位置し、慶長《けいちょう》年間（一五九六〜一六一五）の入城以来、江戸時代を通じて家老筆頭の本多家が支配した。本多家は、幕府の公認によって藩に準じた大名格の処遇を受け、一六八六年（貞享三）には、周辺の村々を含む二万石ほどの所領が定められた。

府中城下町（図11）は、一八四〇年代ごろの数値によると、軒数二五〇〇余・人口七〇〇〇名ほど、家臣の数は、うち一三〇〇名程度であった。

本多家に仕える医師中（本書では「府中医師」と呼ぶ）は常時一五名ほどで、医師筆頭が一〜二名、奥医四名・御医師（本道）四名・産科二名・鍼医《はりい》一名、といった規模である。医師のおもな役割は、領主の御供をすること、年頭の祝儀・節季ごとの登城、城中での医

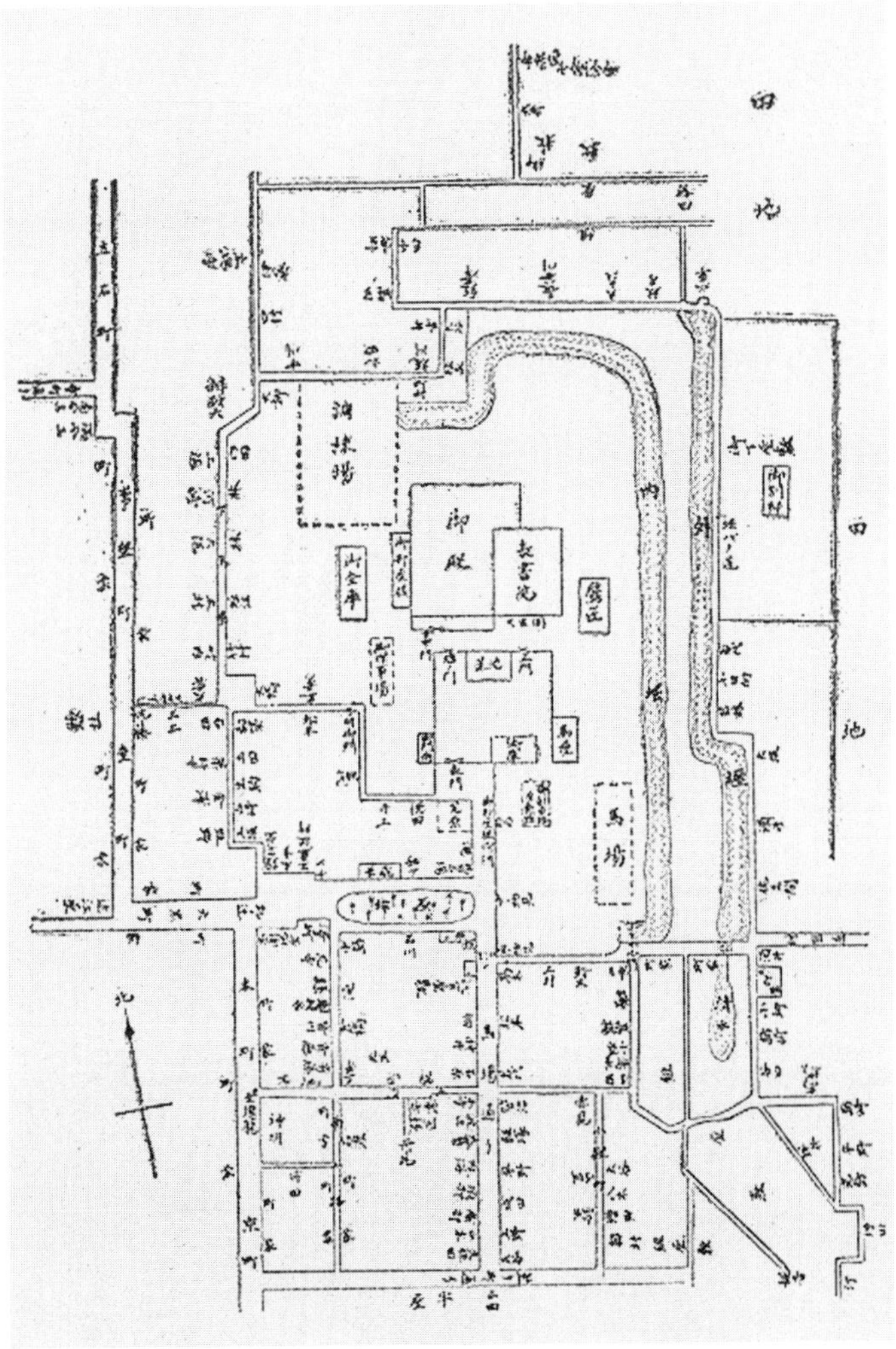

図11　府中城下町絵図（1860年頃，『鴟軒游戯』より）

療活動などであり、当時の一般的な藩医のそれと、何ら変わるところがない。

このうち医師筆頭は、公儀からの指示を伝えることをはじめ、府中医師の動静に関するさまざまな事象を統括した。史料上の制約もあり、早い時期の実態は不明だが、主として奥村・山崎の二家がこの役をつとめている。ただし、幕末には山崎家に代わり、皆川家が筆頭の役を担った時期もある。府中医師たちの医界は、医師筆頭を頂点としてまとまり、医師集団の主導によって府中領内の医療環境が整備された。

奥村良筑の「吐方」

奥村家からは、府中を拠点として活躍し、全国的にも高名を轟《とどろ》かせた医人が出た。奥村良筑《おくむらりようちく》（初代、一六八六〜一七六〇、図12）である。良筑は府中城下町に近い、松森村《まつもり》（現在の福井県越前市）出身とされる。一二歳で府中医師の小児科医四代山崎良伯に師事するも、いったん大坂の某商家へ奉公に出た。商家は両替商、鴻池《こうのいけ》家ともいうが、大坂行前後の事績は、不詳である。奉公は方便であって、実際は高名な医家に出入りしたとの伝さえあるという。

良筑は、二〇歳のとき再び医の道を志し、府中へ戻った。これは、師家山崎家の嗣子が没し、家存続のため呼び戻されたのである。しばらく師匠の代診をつとめ、後に独立を果たした。彼が二九歳のときで、同時に本多家への仕官を命じられた。

一七二六年（享保十一）のこと、岩倉家へ嫁す本多家息女に随従し、公務で京都へ上る

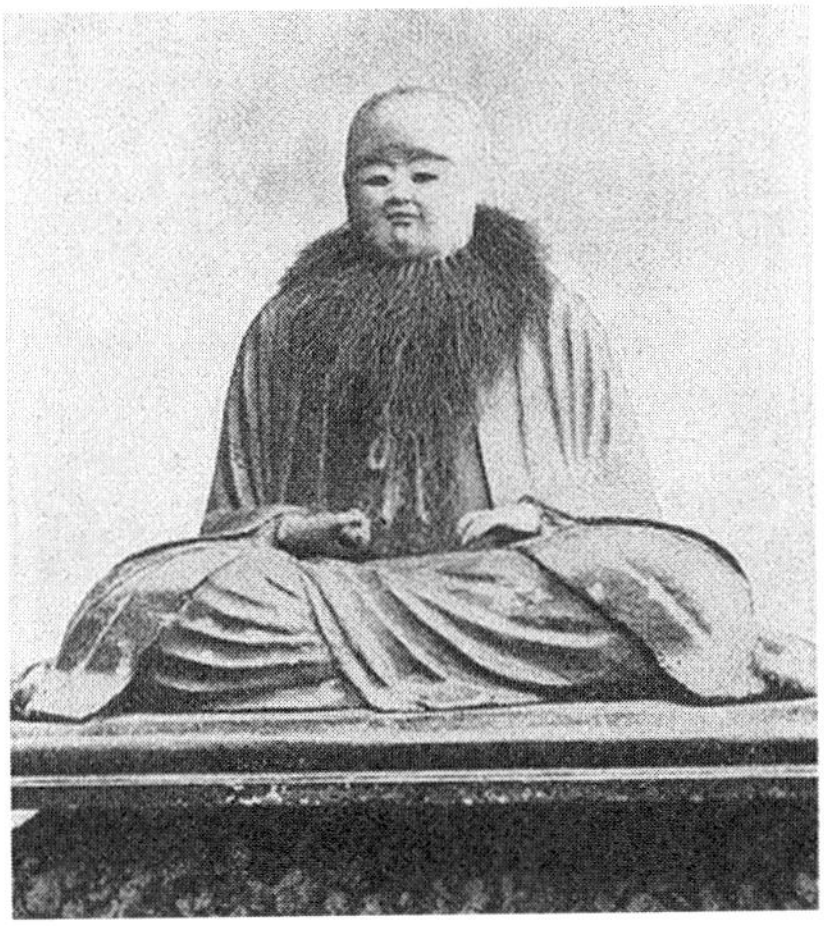

図12　奥村良筑像（『鶚軒游戯』より）

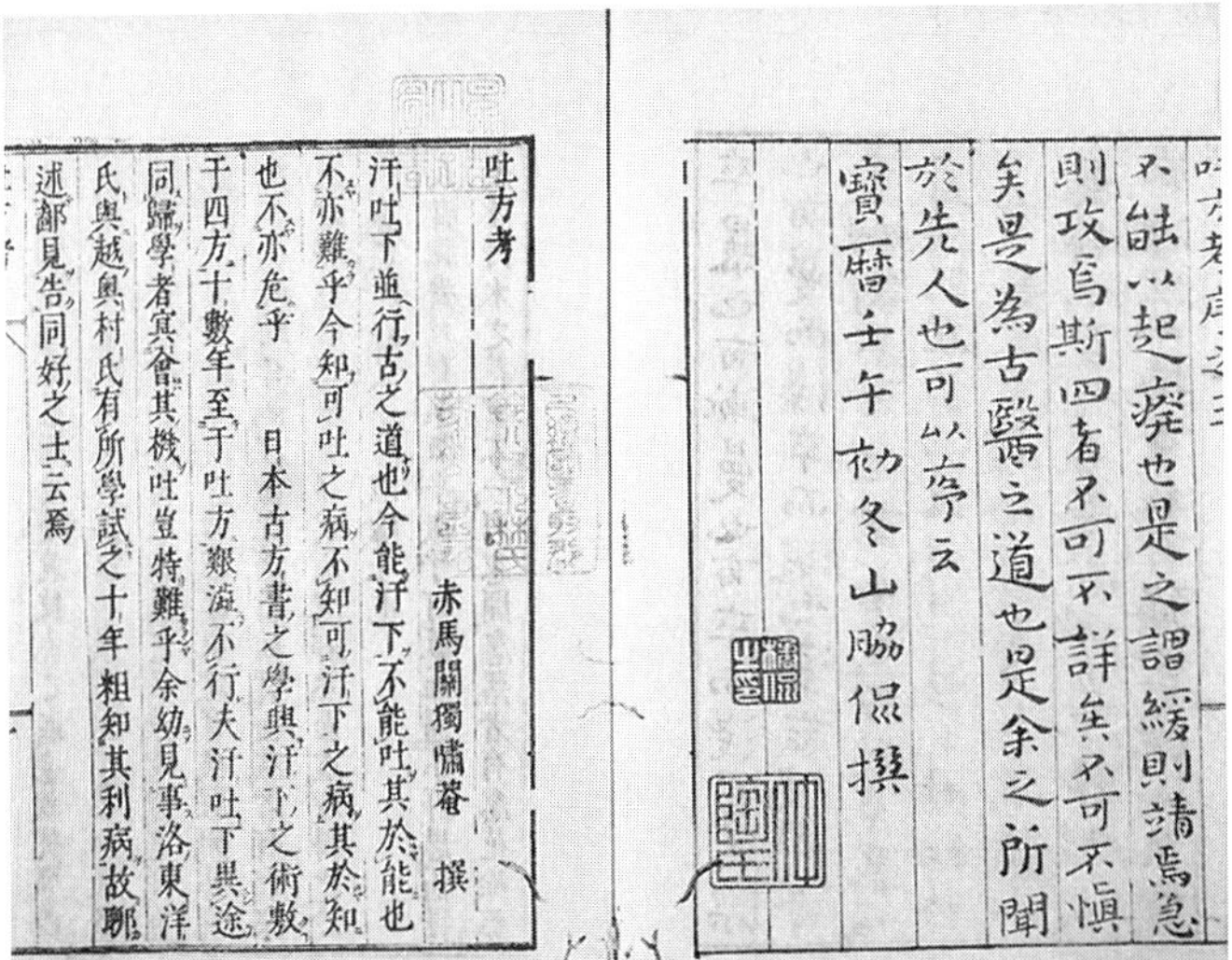

吐方考序

不能以起痿也是之謂緩則靖焉急
則攻焉斯四者不可不詳矣不可不慎
矣是為古醫之道也是余之所聞
於先人也可以序之云
寶曆壬午初冬山脇愢撰

吐方考
赤馬關獨嘯菴　撰
汗吐下並行古之道也今能汗下不能吐其於能也
不亦難乎今知可吐之病不知可汗下之病其於知
也不亦危乎　日本古方書之學興汗下之術敷
于四方十數年至于吐方艱澁不行夫汗吐下異途
同歸學者寘會其機吐豈特難乎余幼見事洛東洋
氏與越奥村氏有所學試之十年粗知其利病故鄙
述鄙見告同好之士云爾

図13　永富独嘯庵『吐方考』（早稲田大学図書館所蔵）
山脇東門の序，奥村の名がみえる

題後	跋	刊行
—	清水剛伯毅	浪花書林心斎橋通北久太郎町河内屋喜兵衛
佐国（朝鮮）	渡邊淡	京二条柳馬場東元入町林伊兵衛
—	—	書林大坂心斎橋通唐物町北田清左衛門
詹叟（清）	—	平安書林林伊兵衛
—	—	（漢文写本のみ伝わる）

機会を得た。良筑はこのとき、府中医師田中希尹《たなかきいん》の紹介で、後藤艮山《ごとうこんざん》・並河天民《なみかわてんみん》（儒学者、一六七九～一七一八）ら大家の学説に接する。希尹は、彼にとって経学《けいがく》の師であり、後述する田中適所《たなかてきしょ》の父でもあった。豊後国臼杵《ぶんごのくにうすき》出身で、三〇代半ばの一七〇九年（宝永六）に府中へ招かれ、領主本多家から手厚く遇された、と伝えられている。

艮山らが復活を唱導した古医方《こいほう》は、いわゆる「三法」（汗・吐・下）のうち、汗方《かんぽう》（汗をかかせる）・下方《げほう》（下痢をさせる）による排毒の技法こそ採るが、吐方《とほう》にはふれていない。そこで良筑は、中国元代の大家とされる張《ちょう》子和《しわ》が一三世紀の前半に著した『儒門事親《じゅもんじしん》』を独自に研究し、ついにこれを復活させたのである。思わぬ機会に実現した京都遊学は、良筑に大きな刺激を与える結果となった。

良筑の開発した吐方や灌浴法《かんよくほう》（重傷の麻疹《はしか》や痘瘡《とうそう》に用いる水治法）は、場合によっては峻烈な効果を及ぼしたから、手法を熟知した者のみが使い得るものだった。彼

表７　門人筆記による奥村良筑の学説書

書　名	刊　行　年	撰　著　者	序　文
吐方考	1763年（宝暦13）	永富独嘯庵	山脇侃（東門
吐法編	1764年（宝暦14）	荻野元凱	中臣秀忠
漫遊雑記	1764年（明和元）	永富独嘯庵	亀井道載
医事談	1779年（安永８）	田中必大（適所）	那波魯堂
縣氏吐方	—	縣　道策	—

（出典）『鶚軒游戯』をもとに作成した

も何度か、自身や家族に試してみたうえで、ようやく臨床に用いたという。こうして彼の名声は、山崎家に在って小児科医として活躍した時代に比しても、さらに高まった。

高弟永富独嘯庵

前述のように、京都で活躍した山脇《やまわき》東洋《とうよう》は、自らの医論を完成させる目的で、次男東門《とうもん》と弟子の永富独嘯庵《ながとみどくしょうあん》を府中へ派遣、良筑から吐方を学ぶよう指示した。長門国《ながとのくに》出身の独嘯庵は、早熟の才に溢れた傑物であり、このときまだ二〇歳にすぎなかったが、吐方の開発者から直接、指導を受ける大役を任された。

独嘯庵は、自著『漫遊雑記《まんゆうざっき》』のなかで、約六〇日に及ぶ府中での知見や、師の教え、逸話を書き留めた。良筑が、吐剤として使用する適当な瓜蔕《かてい》（瓜のヘタ）を各地に捜し求め、ついに府中産の甜《てん》瓜《か》・藜蘆《りろ》が最も効果あることを突き止めた、という有名なエピソードも、ここに記されている。また、独嘯庵は、良筑の気質について次のように評する。

奥村翁、年六十を過ぎ、その技大いに越の南北に行る、人人相争ひて招致す、而《しか》して富室・勢貴これを邀《よう》するときは則ち肯《あえ》て則ち往かず、貧氓《ひんぼう》村夫これを請ふときは則ち一たび言ひて則ち到る、其の意、蓋《けだ》し世医の勢利に趨《はし》るものを矯《た》むるに在り

良筑は晩年、吐方の発見により、諸国に知れわたる存在となった。府中にはたくさんの医師が集まり彼の門を叩いたし、患者も殺到したらしい。独嘯庵が記すように、彼は富や権力に靡《なび》かず、貧窮の患者をもっぱら大切にした。自らの信念を貫いて生涯、著述を為さず、その医説は門人筆録の形でのみ残されている（表7）。

奥村門の神文と起請文

当時、医家に入門するさいには、神文《しんもん》や起《き》請文《しょうもん》など一筆を取り、師弟間で決められた掟の遵守を誓約する必要があった。『鶚軒游戯《がっけんゆうぎ》』には、奥村門での事例が紹介されている。次に、史料二点を引用してみよう。

史料①

神文《しんもん》之事

一、山崎家伝小児科秘訣　妄《みだりに》他言　仕《つかまつる》　間敷《まじき》事

一、家伝日用方一巻は、家業相続者は格別、親子兄弟へも伝授仕間敷事

一、万一業を改《あらため》、医術相休候はば、日用方一巻本家へ返進　仕事《つかまつること》

右之條々若於相背《もしあいそむくにおいて》は、可蒙神罰者也《しんばつこうむるべきものなり》、仍《よつて》神文　如件《くだんのごとし》

享保十乙巳《きのとみ》歳三月八日

高木松順

史料②

奥村良筑先生　　　達華押

起請文《きしょうもん》之事

一、此度御門弟入ニ候上は、医道は為仁術《じんじゅつたる》趣を相心得、売薬之風俗ニ不流《ながれざる》様ニ仕、不弁貴賤貧富、療治ニ懈怠《けだい》仕間敷《つかまつるまじき》事

一、御師伝之小児方は、御本家之御免許無之《これなき》間に私に写取申間敷候、売薬仕候事猶以《なおもって》山崎家之可随《したがうべき》御指図事

一、御発明之秘薬禁方幷《ならびに》奇書・聞書・方按等、雖為《たりといえども》親子兄弟、他見他言仕間敷候、御免之上写取候共、不及他見《たけんにおよばざる》様に相慎、他へ相伝仕候節は、御本家之御指揮に随ひ神文を以《もって》伝授可仕候事

一、若不遂志《もしとげず》、医道成就不仕《つかまつらず》候はば、御伝授之方書等不残《のこらず》御本家に返進可仕《つかまつるべく》候、医業相続不仕候《つかまつらずそうろう》節、看板を出し売薬仕間敷旨奉畏《かしこみたてまつりそうろう》候事

一、婦人診脈之節、心法正敷《ただしく》仕、猥敷行跡仕間敷《みだりがわしきぎょうせきつかまつるまじく》候

一、破胎之剤調合仕間敷《つかまつるまじく》事

一、雖為《たるといえども》相弟子、御秘伝之理方私《わたくし》に明《あか》し申間敷事

右之條々相背《あいそむく》は、日本大小神祇、別《わけ》て氏神気比《けひ》太神宮蒙《こうむり》御罰《ばち》、伏羲《ふつき》・神農《しんのう》・黄《こう》帝《てい》三皇之背明鑑《めいかんにそむき》、諸道成就仕間敷者也《つかまつるまじきものなり》、仍《よっ》て神文如件《くだんのごとし》

史料①は一七二五年（享保十）、良筑四〇歳のときのもの。『鶚軒游戯』によると、このころ吐方の習得に成功、彼の高名が拡がりはじめた。史料②も、吉田頼母《たのも》（元朝）なる医師が「大業師奥村良竹先生」に宛てた誓書で、①と似た形式をとる（差出以下は記載を省略した）。年記は、一七三三年（享保十八）正月十三日である。

一見して、②は起請する内容が、より精緻である。注目すべきは、①一条目と②二条目で、師の山崎家伝来の「小児科秘訣」を他言せぬよう誓約させた点だろう。後者に明らかなように、師匠（「御本家」）の許しを得ず「私に写取」ったり、指図を受けぬまま売薬＝商売しないことを誓わせる。この一文は、良筑ならではの配慮と思われる。

一般に医の学統は、口伝《くでん》・秘伝という形を活用して知識・技術を独占し、その伝承には細心の注意が払われた。家業の相続者は当然のこと、親子・兄弟へも就学内容を伝えない、という誓約は、当時のスタンダードである。①・②で、守秘を課せられた「家伝日用方」「御発明之秘薬禁方幷奇書聞書方按」が、吐方の治療法なのだろう。そして、たとえ修業を完遂しても、志を遂げなかったり、医業を休める場合は、方書《ほうしょ》を返却しなければならない。②四条目では、より具体的に「看板を出し売薬仕間敷旨」を厳禁する。

また、②一・五・六条目では、開業医師の職業倫理にふれるが、現実には「仁術」を心得ない行為が蔓延していたようである。良筑は、常に世間一般の医師が利益のみを求める現況を憂い、糺正《きゅうせい》しようとする気持ちが強かった。

起請文に記された「売薬之風俗」は、あるいは地方レベルにおける医療環境の実態を示すものではないか。当時、地域社会のなかで実際に診療活動を担ったのは、町医《ちょうい》・在村医《ざいそんい》だったが、彼らはどうやって学問を身に付けたのか。府中領の実例に即しても、それを物語る史料がなかなか残されておらず、詳しいことはわからない。医の知識・技術が普及する過程を解明する作業は、なお今後の大きな課題である。

府中医学館の設立と商家

さて、時代は大きく下って、幕末期の話になる。府中領でも専門教育機関の設立に向けた動きを確認できるのだが、その過程を次に概観しよう。

まず、一八五六年（安政三）、府中城下町に学校立教館《りつきょうかん》が設立された。本多家第七代副昌《すけまさ》は、家儒沖薊斎《おきけいさい》・竹内確斎《たけうちかくさい》を儒官に招聘し、家臣とその子弟、加えて希望する町民を対象として、文武教育を積極的に推奨した。学校の設立にあたっては、府中の豪商松井耕雪《まついこうせつ》などが私財を提供したといわれる。越前国内の周辺諸藩では、藩校の設立など教育制度の整備が進んでおり、府中でもその流れに呼応して、教育振興の気運が高まったのである。

他方、本多家に仕える医師や、城下町の町医たちを中心に、医学館・除痘館《じょとうかん》の設立も計画された。後の章でみるように、本藩である福井藩は、すでに一八〇五年（文化二）に医学所を開いており、これを参考として事業が進められたのだろう。『武生市史』によれば、一八五五年（安政二）八月、町医の総意で医学館の建設はいったん延期となるが、同年十一月には、種痘所《しゅとうしょ》を兼ねた仮医学所が設置の許可を受けている。なお、医学館（思精館）の正式な開校は、ようやく一八六四年（元治元）八月のことである。

医学館設立積立銀の制度

昭和初期にまとめられた別の先行研究（庭本雅夫編『府中医学所思精館』一九三六年）によると、医学館の設立に向けて、一八二三年（文政六）から銀の積立制度が始まった。年二回、暮と盆前に、府中で活躍するすべての医師から集銀したという。もっとも、関連史料は散逸し、積立を開始した時期は必ずしも明らかでない。細かい分析は省略するが、「皆川家文書」に史料「古記医学講」があり、そこに収載される集銀台帳は、一八三五年（天保六）以降の記録となっている。前掲の通説とは、一二年もの開きがある。

一八六〇年（安政七）の医学館規則をみると、集銀する額は、府中医師を六匁《もんめ》と定め、その息子から三匁、医家の主人だが他所へ遊学中で留守の者から同様に三匁を取り立てている。また、諸家の門人に対しても、府中に在住中は師家を通じて銀納を求めた。府中は医界の規模が小さいため、あらゆる者をとりこみ、学校建設をめざしたのである。

また、府中の商家は、仮医学所が開学して後も、運営資金や積立銀の供出に対し協力を惜しまなかった。一八五七年（安政四）には、薬種商の伊藤久兵衛・木蘭地屋《もくらんじや》善右衛門に薬種販売の独占権を与える代償として、積立銀の借用を得たことが記録に残る。

一般に、専門教育機関には、何らかの学規が設けられる。府中でも、仮医学所の段階〈全一五条、推定で一八六〇年〈万延元〉の規則〉と思

医師開業の規則

精館の開館直後、一八六五年（元治二）の規則が確認されている。ともに館の運営や入学金の規定、出席励行のほか、町医の新規開業に関するルールが列挙された。

前者の八条目は、府中城下町で開業するさい、必要な手続きを定める。出願はまず、前所在地から町の年番中へ依頼し、府中医師年番の裏印を得て、町医頭へ願い出る。それを匕頭《さじがしら》（医師筆頭）へ上げ、仲間一統で相談し諾否を決定、匕頭から書状で町医頭《ちょういがしら》へ伝え、あらためて「住宅開業願」を提出する。また、続く九条目では、新規医師の医学館入門を義務づけており、これも領内で町医として活動するさいの前提条件とされた。

この原則は、一八六五年（元治二）の規則でも踏襲される。その二条目で、医学館へ入門せずみだりに配剤をした者は処罰する、とあるほか、四条目では領内で開業する医師はすべて府中医師のいずれかと師弟関係を結び、医学館で教育を受けるよう指示された。

領外の医療従事者による診療行為を排除し、独自の基準により医療行為とその従事者を掌握する。つまり府中医学館は、たんに教育機能を担うのみではなく、領内で活動可能な

存在を公的に定め、権益確保のため必要な規制を加えたのである。

ところで、一二条目では開業希望者に「医術試」＝試験をおこなう、と規定している。しかし、この箇所は、線で抹消されており、実現はしなかったようだ。これは、医学館の養成する対象が一定の知識・技術を習得済みの若手医師であり、初歩的な教育はむしろ適当な師匠に就いて、個々に実現すべきとの判断からであろう。

なお、福井藩でも町医の開業にさいし、医学所へ届け出ることが義務づけられていた。当人の身元を糺《ただ》すだけでなく、誰の門人かを明記して、技量の水準を確認する。一連の手続きを踏まえることで、領内の医師すべては、医学所による掌握を受けることになる。

医学館設立の運動は当初、医師たちの自主的な働きかけで立ちあがった。だが、領主の側も、機関の積極的な活用を図った。成功したかどうかはともかく、医療従事者の活動にコミットして諸規則を成文化し、医療環境の整備につなげようとしたのである。

医師の就学環境

医師たちの待望する専門教育機関の活動が始まったとはいえ、研鑽《けんさん》がそれで完遂したわけではない。臨床の経験をより多く蓄積するため、また、先端の学問を習得する目的で、彼らは積極的に他の土地へ修業に出かけた。

一八六五年（元治二）のデータによると、府中領では、計一八件の他行「御暇《おいとま》」申請が出され、その内訳は、縁組五・湯治行四・病用他五・遊学四、であった。

遊学先の大半は本藩である福井だが、京都・大坂方面への他行もときどきみられた。期間は一ヶ月から三年間まで幅広く、ある程度、融通を効かせて許可が出されている。たとえば同年三月、江戸遊学に出かけた佐藤宗逸の場合は、彼が府中医師の子息ゆえに、口頭で許可が下り、願書も提出されなかった。願書には、「本来、師匠の名前を明示し書類を作成すべきだが、師匠は江戸に着いてから勘案し決定する。追って申請する」とみえる。就学予定の期間もはっきりせず、入門先も未定。そのような状況は、当時の遊学をめぐる状況として、決して珍しいパターンではなかった。ただし、福井への遊学であれば、はっきりと事前に入門先が決まっている場合も多い。

本書「医を学ぶ場所」章に述べた「育才案」で、大槻玄沢《おおつきげんたく》は遊学先の教育事情についてあらかじめ下調べする必要性を協調したが、やはり府中では江戸・京都・大坂など医界の現況を見極めるのは難しく、現地へ着いてから慎重に判断するのがよいのだろう。

管見による限り、府中領では遊学者に対する財政支援策がほとんどみられず、消極的な対応にとどまっている。一八五六年（安政三）正月十五日付の触では、福井藩明道館《めいどうかん》での就学を奨励し、修行料を下賜している。また、他行費用が嵩《かさ》むことを理由に、三年間の時限立法で地子《じ(ち)し》銀《ぎん》（屋敷地代）の半減が認められた例もある。これらの措置は、府中医師のみに限られ、町医は対象外だったと思われる。

制度上の不備にもかかわらず、三都や長崎へ遊学に出かけた者は多い。入門先も、緒方《おがた》洪庵《こうあん》・伊東玄朴《いとうげんぼく》など著名な蘭方医家が目立つ。石田快介は大坂の適塾《てきじゅく》（万延元年九月二日）、山崎良鶴は江戸の玄朴塾（安政六年二月、鯖江藩の加藤文進が紹介）へ入門した。このふたりは、明治以降の府中医界で中心的に活躍した世代である。

専門教育の特徴

仮医学所で実現した教育の特徴は、そのカリキュラムにあった。表8として、仮医学所の機構を統括する役である都講《とこう》（主任）と助講の顔ぶれを整理した。表をみれば明らかなように、運営上、漢・蘭は並び立っており、等しい立場でイメージされたと考えてよいだろう。皆川文仲・石渡宗伯《いしわたそうはく》は、ともに漢方助講として名を列ねている。都講と助講の役は、漢・蘭ともに府中医師から入札で決定し、助講だけはまれに町医が就任するケースもあった。文仲は全体の事務を統括し、宗伯は除痘館の運営に携わった。

毎年十二月の半ばには「会納」と呼ばれる儀式が、仮医学所と除痘館でおこなわれる。たとえば、一八五六年（安政三）の史料（「皆川家文書」）に「今日医学館（仮医学所、引用者注）会納、昼八ツ時過より酒飯一種一瓢持参、今日入札、都講石田、助講石渡・皆川、蘭都講斎藤、助講渡辺・青木」（十二月十七日記事）とみえ、翌年の役が決定されている。その二日後の記事をみると、除痘館で同様の行事も確認できる。また「漢蘭少々講談有

表８　府中医学館の講師・事務方（安政期）

	1855年	1856年			1857年	1859年
			3月	12月		
〈講師〉						
漢方						
都講	奥村良筑				石田周庵	石田周庵
助講	石田周庵				皆川文仲	皆川文仲
〃					石渡宗伯	石渡宗伯
蘭方						
都講	齋藤策順				斎藤策順	大雲正意
助講	生駒耕雲				渡辺静庵	生駒耕雲
〃					青木仙斎	青木仙斎
〈事務方〉						
執事	山崎良元	山崎良元	山崎良元		山崎良元	
（医学所）	奥村良筑		奥村良筑			
	三井養安			皆川文仲☆	皆川文仲	
監館（除痘館）		山崎良元	山崎良元			
	斎藤策順	奥村良筑	縣　道策			
	生駒耕雲			石渡宗伯☆	石渡宗伯	
	渡辺静庵					

（註）　☆＝新規

（出典）「古記医学構」（皆川家文書），『武生市医師会史』『武生市史』『府中医学館思精館』

之」（一八五八年〈安政五〉）、「正七ツ時より蘭・漢少々講談」（一八五九年〈安政六〉）と記されたように、特別講義（「講談」）を開くケースもあったらしい。

漢・蘭併存のありよう

一八六一年（万延二）二月には、府中医師一統が領主本多家の隠居観翁（第七代本多副昌）に対し、仮医学所で飾る掛物の「御認」を願った。このとき漢・蘭兼帯の尊号となるよう「大已貴命《おおなむちのみこと》・少彦名命《すくなひこなのみこと》」の一文を選んだ、とのエピソードが知られる。同様のことは、萩藩の医学校好生堂《こうせいどう》にもみられ、藩医青《あお》木周弼《きしゅうすけ》の建議を採り、一八六四年（元治元）以降、この二神を祀ったと伝えられる。医祖神を合祀する背景として、たとえば尊王《そんのう》思想など、時代の雰囲気を反映する判断があったかは不明だが、他にも全国諸藩で同様の例が確認できるようだ。

これらの状況から判断する限り、府中領においては、漢・蘭のあいだにとくに対立的な意識は読みとれない。仮医学所では、漢・蘭を併行して講義することが原則だったし、学ぶ医師の側も、それに疑問を呈することはなかった。『武生医師会誌』で仮医学所（後の思精館を含む）の性格について、「医学生の教育にあらずして、蘭漢医学の融和と、開業医の補習教育にあった」と述べられたのは、的確な指摘だといえよう。

読者のなかには、漢・蘭が併存するありように少しばかり違和感を覚える方がいるかもしれない。蘭方の普及は、既存の学問＝漢方を排斥しなかったのか？

あるいは、府中の領主や医師集団が、領内の知識・技術を統括する任務を怠ったから、そのような様態になったと考えるかもしれないが、それは事実と異なる。本書の冒頭から繰り返し述べているように、そもそも公儀＝幕府・藩は、何が医の「正統」か？　を自ら糺すことをしていない。それ以前に、そのような問いかけ自体、いちども念頭に置かれることがなかった、というのが本当のところである。

当時の学問は、複数のファクターを「折衷」するすがたこそ一般的で、漢・蘭をあえて統一する発想はどこにもないのだ。何が何でも学問のスタンダードを決めないと気がすまない、といった権威的な考えかたは、近代国家固有の特殊なありかたにすぎない。

府中で活躍した蘭方医家たち

幕末期、府中で活躍した代表的な蘭方医家は、斎藤策順・石渡宗伯《いしわたそうはく》・生駒耕雲《いこまこううん》・渡辺清庵などであった。次に彼らの略歴を掲げよう。

斎藤策順（一八二四〜五八）は、代々、府中に活躍する眼科医家に生まれた。三代石渡宗伯の門弟。若くして府中俳諧の主要人物、文化面の中核となる。一八五六年（安政三）六月に緒方洪庵の適塾へ入門し、京都の日野鼎哉《ひのていさい》からも蘭方医学を習得した。彼の経歴で最も著名なのは、越前地方への種痘伝苗《しゆとうでんびよう》時に、重要な役割を果たした事実であろう（一九二〜一九三頁参照）。息子の寛輔も適塾で学び、塾頭をつとめた逸材であった。策順の旧宅は長らく毫摂寺《ごうしようじ》武生別院《たけふべついん》として市内に残っていたが、惜しいことに

図14　旧毫摂寺武生別院付近の通称「御医者通り」（越前市）

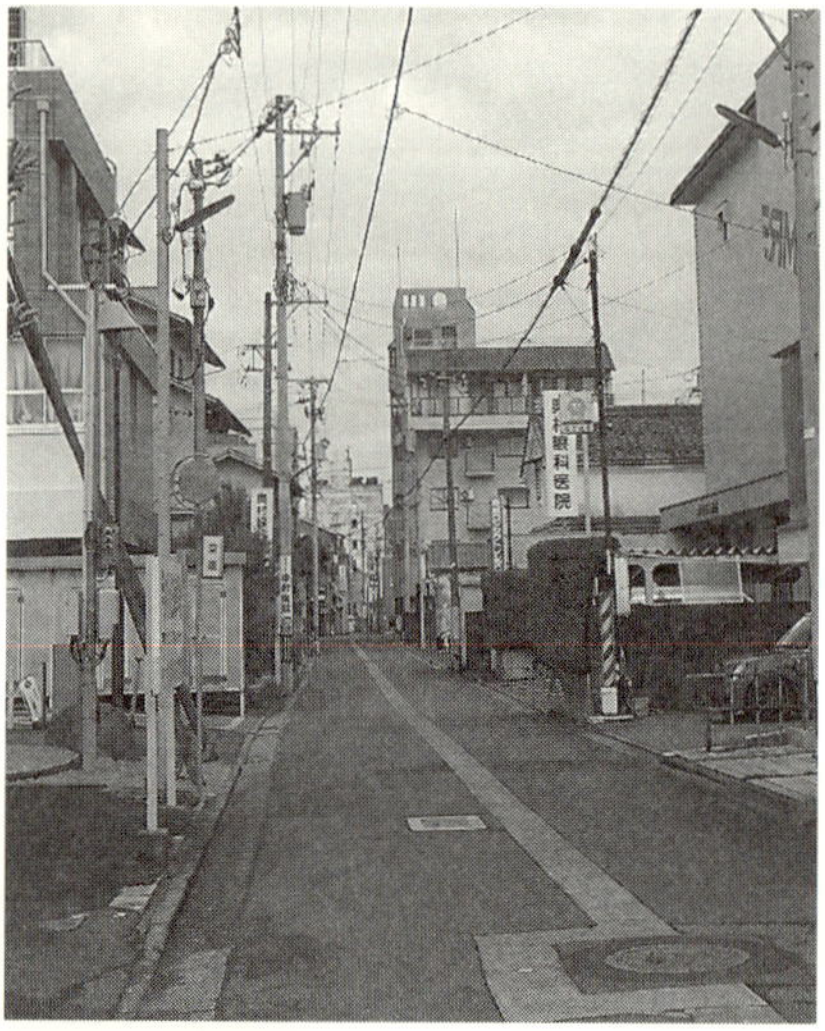

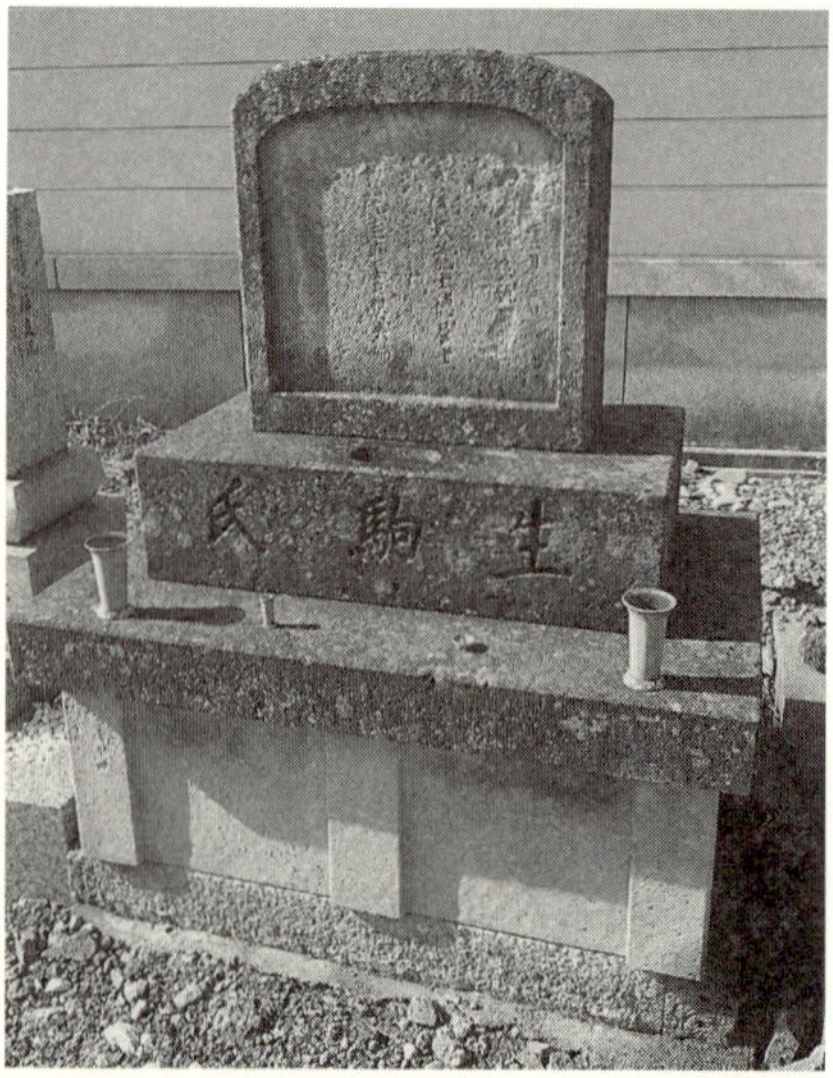

図15　生駒氏墓所（越前市・引節寺）

ごく近年、解体された（図14）。明治期には、公立の医学所としても使用されている。

石渡宗伯（一八二五〜七七）はすでに述べたとおり、土肥慶蔵《どひけいぞう》の父である。宗伯は弟が二人いる。仲弟仙九郎は越前勝山《えちぜんかつやま》の安田家に養子で入り、季弟寛輔は嗣子が早世した斎藤策順の家を継いだ。本章で詳述する宗伯の京都遊学後、仙九郎は江戸へ出て箕作阮甫《みつくりげんぽ》の門下に学んだ。寛輔も京都・大坂に遊び蘭学を修めている。『鶚軒游戯』の紹介では宗伯が京都へ出発する前、送別の宴が開かれたとき、仙九郎は勝山からわざわざ府中まで足を運び、是非、蘭学を習得するよう勧めたという。

生駒耕雲（一八〇八〜八〇）は、日野鼎哉門下として斎藤策順・笠原良策《かさはらりょうさく》とともに、種痘普及に取り組んだことが知られる。その功が認められ、後に府中医学所の蘭方助講に任命された。なお、生駒家は、加賀国大聖寺藩《かがのくにだいしょうじはん》を出自とする（図15）。

渡辺清庵（一八〇八〜八〇）は、丹生《にゅう》郡上氏家《かみうずえ》村（現在の福井県鯖江市）出身で、福井藩の蘭方医家大岩主一《おおいわしゅいち》門に学んだ医師である。京都に遊学し、小石元瑞《こいしげんずい》・日野鼎哉ら蘭学者にも師事した。府中善光寺町《ふちゅうぜんこうじまち》に開業し、一八五五年（安政二）以降は「町医総締」の役をつとめた。後に医学所助講へと進み、斎藤らと協力し、府中の蘭方医学発展に貢献した。なお、長男洪基《こうき》（一八四八〜一九〇二）は、立教館から福井・江戸で学び、維新後は外務省で活躍、岩倉使節団《いわくらしせつだん》にも随行をはたしている。東京府知事・東京帝国大学初代総長・オーストリア公使・勅選貴族院議員などを歴任した。

医師の縁戚関係

すでに述べたとおり、府中領は家臣団の規模もきわめて小さく、漢方医家を主とする医師中がほとんど縁戚で、医師どうしの紐帯は非常に密接であった。蘭方医家は石渡宗伯を除き、周辺諸藩から招聘された家だが、彼らもまた、府中領内に定着するなかで徐々に既存の医家とのあいだに縁戚関係を築き上げた。

斎藤・生駒・渡辺は、そろって京都遊学、日野鼎哉の門下に学んだ経験がある。彼らもまた、京都の学統と結びつき互いの連携を大切にすることで、最先端の知識・技術にいち早く接する環境を獲得したと考えられる。

このように、専門の知識・技術を所有し、そのことを担保に生業を営んだ彼らにとって縁戚関係や学統の結束がもつ意味は大きく、医師たちの学問習得にも力を発揮したことは確実であろう。だが、蘭方医学という革新的な学問の登場は、ゆるやかな既存の人的関係をときに揺るがしかねないほどの刺激をもたらしたのである。

京都へ向かう、入塾先を決める

京都行を決意する

一八五三年（嘉永六）九月、越前国府中医師皆川文仲《みながわぶんちゅう》は、同志石渡宗伯《いしわたそうはく》と連れ立って、京都遊学へ出発した。遡って七月十一日、ふたりは医師筆頭の山崎良鶴を通じ、府中本多家から御暇《おいとま》の許可を得ている。文仲は一八三〇年（天保元）、宗伯は一八二五年（文政八）の生まれ、それぞれ二九歳・三四歳である。修業に出る年齢としては、決して若くない。

宗伯は、府中除痘館《じょとうかん》の運営に携わっており、それまでも蘭方医学に接する機会は多かったと思われる。一方、文仲は漢方を専門とし、医学館の事務統括を担うとともに、講義も担当していた。そのようなふたりが、京都であえて蘭方医学を研鑽しようと考えた背景には、どのような事情があったのだろうか。

宗伯は、実弟である高橋茂十郎に宛てた書簡で、次のように語っている。

（前略）……右様の症此迄も漢家療術にては手段も相休み、小子等も殆ど困り果申候事に御座候、何れ西洋流御兼療も御尤に奉存候、芳桂氏、頗《すこぶ》る明亮の人に御座候得ば相談も被成可然《しかるべく》存候、此頃前田氏御兼用被成候御薬も乍失礼《しつれいながら》定《さだめ》て芳桂御相談も有之候御薬と存じ御尤《ごもっとも》に存候（『鴉軒游戯《がっけんゆうぎ》』）

これによると、宗伯自身ふだん診療活動をおこなうなかで「漢家療術」の限界を感じ、医界における時流の明らかな変転を感じて「何れ西洋流御兼療も御尤」との認識に至ったことがわかる。文中「芳桂氏」は、やはり縁類である斎藤策順をさすが、彼からの影響も少なからずあったのだろう。

同じく府中医師の「前田氏」（漢方、皆川家・石渡家とは縁戚関係にある）が使う薬もまた、策順の手法にならったとの現実に接し、いよいよ宗伯は、京都へ実際に出向き、蘭学の修業をする決意を固めたのであった。

蘭方医学の優位を悟る

ここで留意したいのは、石渡宗伯の論理のうえで、漢・蘭が両極に対抗するありよう、つまり後者が前者を排斥、あるいは両者の拮抗していくなかで医学の近代化が達成される、といった図式が全く成立していないことだ。彼はあくまでも自らの日常的な経験を頼りに、当然の帰結として蘭方を選択したにすぎないのである。

当時、蘭方医学を標榜した者も、学問上の基礎として、漢方の医論に多くを学び、臨床の場面では、分け隔てなく援用していたに違いない。このあたりは、実際に用いられたカルテ・配剤録などを参照したいところだが、現状では適当な史料をみいだせていない。

皆川文仲の日記には、斎藤策順宅へ年始の挨拶に出向き、架蔵の『集成脈証式《みゃくしょうしき》』なる医書を借用した、との記事がある（一八五七年〈安政四〉正月二十二日）。中国宋代の医書に『脈訣《みゃくけつ》』という脈診法の書があり、その類書だろう。府中医師のあいだでは、従前の漢方による知識・技術の蓄積を否定する特別な思惑はないが、臨床レベルにおいて、蘭方の圧倒的に優位な状況が醸成されていたことも、疑う余地のないところだ。

『鶚軒游戯』の記述によれば、石渡家は当時、存亡の危機に立たされていた。宗伯は早くに祖母と母を亡くし、父（四代宗伯、一八五〇年〈嘉永三〉没）もまた、最後の一〇年は病床にあったので、宗伯は若いうちから家業を継いだ。そのため、十分な就学は叶わなかった。

彼は一念発起し、遊学を決意するのだが、すでに家産も激減しており、実家を空けるのは一年ほどが限度であった。縁類中から学資をようやく調達したが、その過程で別家である文仲も同行することとなったのである。

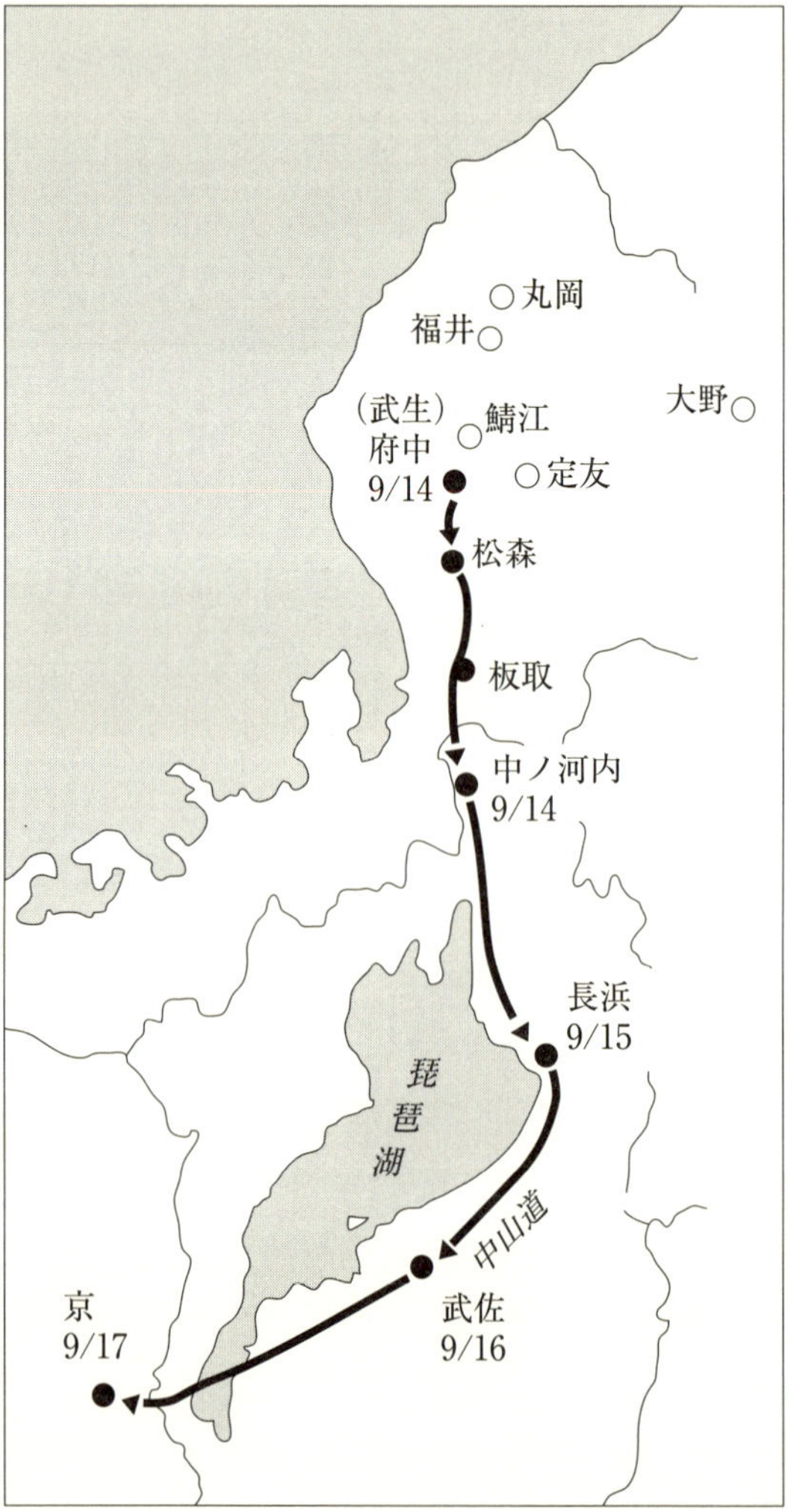

図16　皆川文仲・石渡宗伯の京遊学旅程

府中を出発し京都へ到着する

ここからは、皆川文仲の書き留めた「上京道中 幷《ならびに》 道学中日記」（「皆川家文書」。以下、「上京日記」と略記する）を主な素材として、遊学の具体的な道程をうかがうことにしよう。

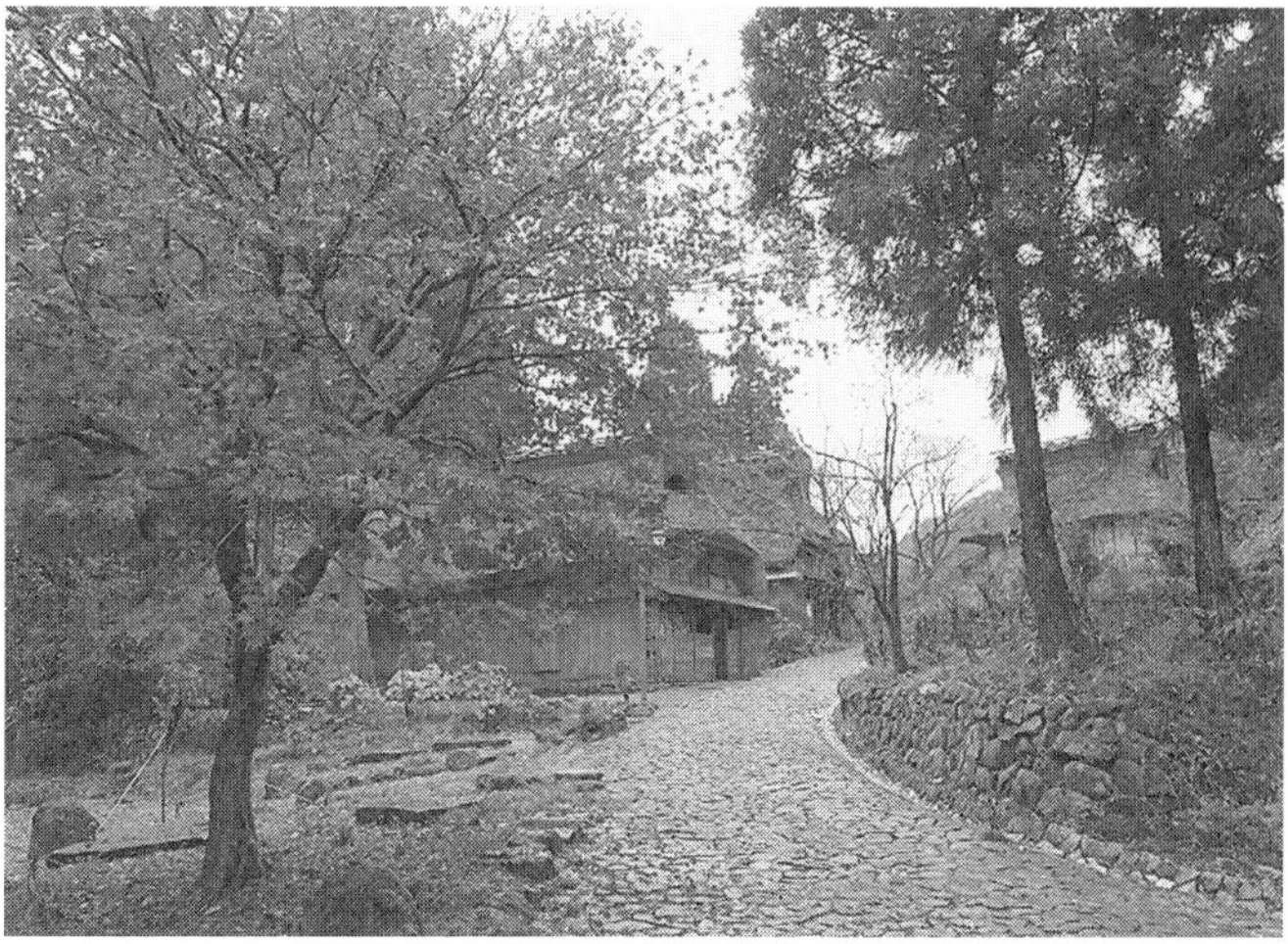

図17　北国街道の板取宿（福井県南越前町）

九月十四日の出立時は、北国街道沿いの松森《まつもり》村まで、見送りの者が同行している。同村はすでに述べたとおり奥村良筑《おくむらりょうちく》の出身地である。府中領主の許しを得た正式な遊学ゆえ、医師中から何らかの餞別を渡されたことも十分に考えられるが、それについては記録がない。

松森からは、板取・中ノ河内・長浜と進み、中山道に入って京都へ向かう（図16・17）。今庄《いまじょう》の先、落合（現在の福井県南条郡南越前町大門、当時は丸岡藩領）では、宗伯の弟子の在村医大門栄助が出迎えたほか、わずかに寄り道もして、沿道の名跡も巡っている。

京都には、九月十七日に到着した。ふたりが当面の宿としたのは、富小路《とみこうじ》三条下ルの「福井屋重助」であった。名前から察するに、府中商人たちの定宿だろうか。一八五一年（嘉永四）版『商人買物独《ひとり》案内』「諸国定宿」の項では、越前国関係者の旅宿とみえる。先に出発し、京都へ到着していた府中医師沢崎諷士と合流、まずは祝宴をあげた。

　就学先を決めるまでは、さしあたり何もすることがなく、諷士を含めた三人で、洛中の名所巡りをして過ごした。

　翌十八日は、祇園社や清水寺まで参詣へ出かけ、宗伯だけは、仏光寺《ぶっこうじ》柳馬場《やなぎのばんば》の知人宅へ立ち寄っている。十九日は周辺の見学と買物をし、夜は四条通の夜店を見物、二十一日は三条大橋東詰の超勝寺《ちょうしょうじ》で、府中医師縣道策《あがたどうさく》（四代、石渡宗伯の師）の墓参をした。途中、淀藩家臣の八〇人ほどの行列を観覧し、帰りに揚弓を楽しんだとの記録もある（「寺所ニテ揚弓少々射ル」）。

　二十二日に御所・本能寺、二十三日は六条（六波羅）・西本願寺などを観光したあと、夜にはまた、四条通の夜店見物へ繰り出した。二十四日は方広寺大仏・耳塚などを廻り、三十三間堂で弓射人を見物、西本願寺界隈で土瓶などを購入している。入門が延期された二十五日は、正午より北野・二条まで出かけた。

在京の知己に挨拶する

十九日、皆川文仲と石渡宗伯は、沢崎諷士の手引きを得て、南部有一・船曳卓助・広瀬《ひろせ》元恭《げんきょう》・若山屋茂助のところへ挨拶に行った。このとき、何通か書状を届けている。府中の知り合いに頼まれたのだろうか。この四人は、後述のように「上京日記」で頻繁に登場し、滞在中、公私にわたって、何かと世話になる人びとであった。

南部有一は、宗伯の仲弟（安田）一渓の養父の知人という。『平安人物志』文化十年版に「南部泉・之泉・艾園」なる人物がみえ、小森《こもり》桃塢《とうう》の門人帳にも名前がみえる。『天保医鑑』によると福井出身で、名は煥、安睡・天然堂と号した。烏丸通三条南に住み「博《ひろ》く衆説を探り、治術に精《くわ》し」と高い評価のある町医であった。

船曳卓堂（卓助、卓介）へは、文仲・宗伯の連名で「雲丹一曲」を手土産に持参した。彼は、緒方《おがた》洪庵《こうあん》の門下であり（一八四八年〈嘉永元〉四月二十九日、適塾《てきじゅく》入門）、蘭方の産科医として有名である（五二頁参照）。『平安人物志』の嘉永五年版・慶応三年版は、ともに「船曳尚綱。字・子錦、号・白旗、俗称・船曳紋吉。御幸町押小路南」と記す。

ふたりに彼を紹介したのは、適塾の同門である府中医師奥村介然というが、彼の名前は洪庵の門人帳にみえない。『鶚軒游戯』によれば、府中の瀬戸良伯なる医師も重要な役割を果たしたらしい。彼は府中の町医で、「皆川家文書」にもしばしば登場する。しかし、

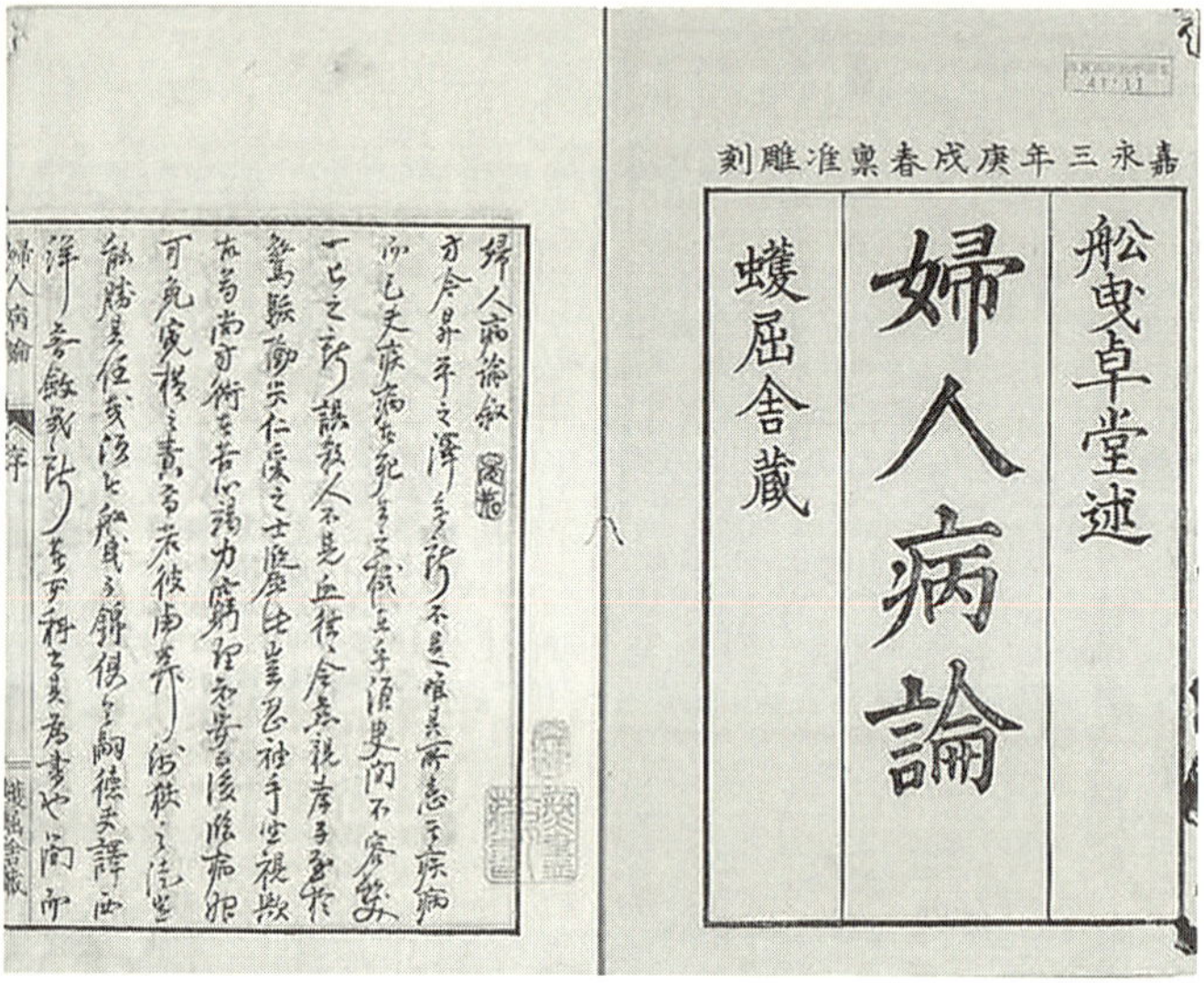

図18　船曳卓堂『婦人病論』（滋賀医科大学附属図書館河村文庫所蔵）

京都・大坂でどのような活動をしたのか、就学の履歴などは不明である。

さて、卓堂の父紋吉も、出身地の播磨から京都へ出て、産科医を職業とした。紋吉は、日野鼎哉《ひのていさい》らが種痘所（有信堂）を設立したさいの同志である。卓堂は家業を継いで、父が入手したプレンキによる産科書 Doctorina de morbis sexus feminel, 1808 を翻訳、『婦人病論』全六巻を刊行している（一八五〇年〈嘉永三〉、図18）。

『鴉軒游戯』はまた、「船曳氏も青年の人に御座候得共、至極実意に談し呉られ大悦存候、いづれ彼方にも参り世話に相成度奉存候」と紹介する。現時点で、彼と他の府中医師との直接の結びつきを論証できる史料はみつからないが、一八四九年（嘉永二）、京都から福井へと痘苗が伝授されるさい（一九二〜一九三頁参照）、これに関与したことも推察されよう。

広瀬元恭（一八二二〜七〇）も、著名な蘭方医家である。甲州巨摩《こま》郡藤田村（現在の山梨県南アルプス市）出身、一五歳で江戸の坪井信道《つぼいしんどう》に学んだ。その塾頭として、同門の緒方洪庵と並び称された秀才であった。後に洛中で開業、蘭学塾時習堂《じしゅうどう》を設立する。佐野常《さのつね》民《たみ》・陸奥宗光《むつむねみつ》らを教えた実績もある。

兵書の翻訳や『新訂種痘奇法』など医書を著し、幅広い活躍をみせた。一時期、伊勢国《いせのくに》津藩にも仕官した。『鶚軒游戯』は「府中にて評判致候とは些《いささか》相違御座候」と述べながらも、元恭を「大家」と評している。実際、京での名声はそうとう高いものであった。

なお『平安人物志』嘉永五年版・慶応三年版によると、号は藤圃、字を礼卿という。住所は、東洞院姉小路北とみえる。

若山屋は、府中医師たちが懇意とした書籍商だが、彼については後述しよう。

『気海観瀾』を借りる

「上京日記」は、九月二十二日記事あたりから、具体的な勉学状況について記すようになる。京都に到着後、彼らは連日、南部有一・船曳卓堂らと逢っているが、同日ごろ卓堂より『気海観瀾《きかいかんらん》』を借りた記録も登場する。

『気海観瀾』とは、蘭学者青地林宗《あおちりんそう》（一七七五〜一八三三）がオランダの自然科学書を翻

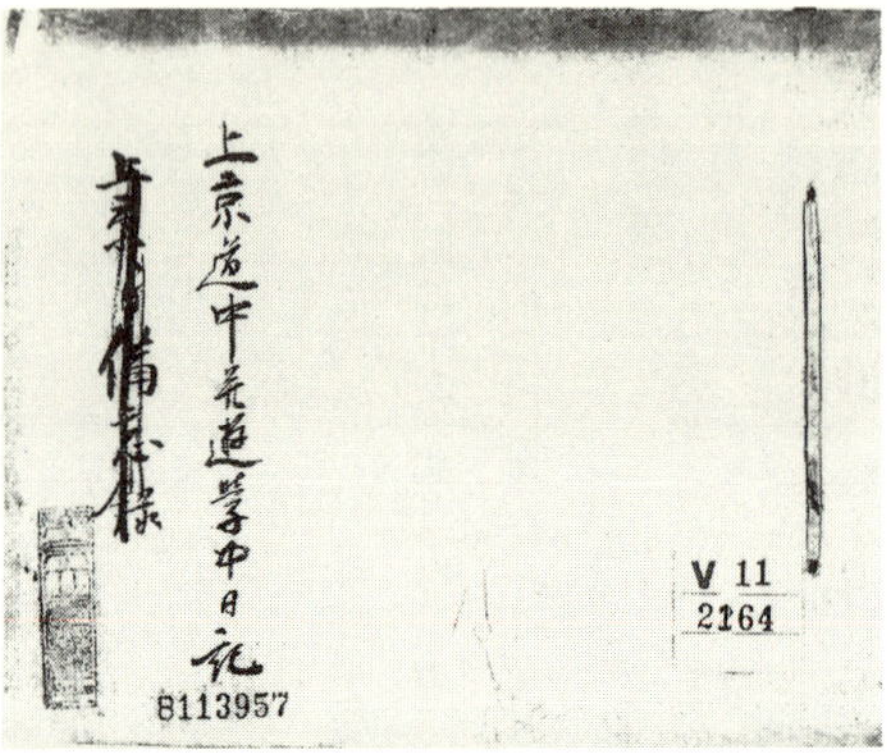
上京道中弁道学中日記
B113957
V 11
2164

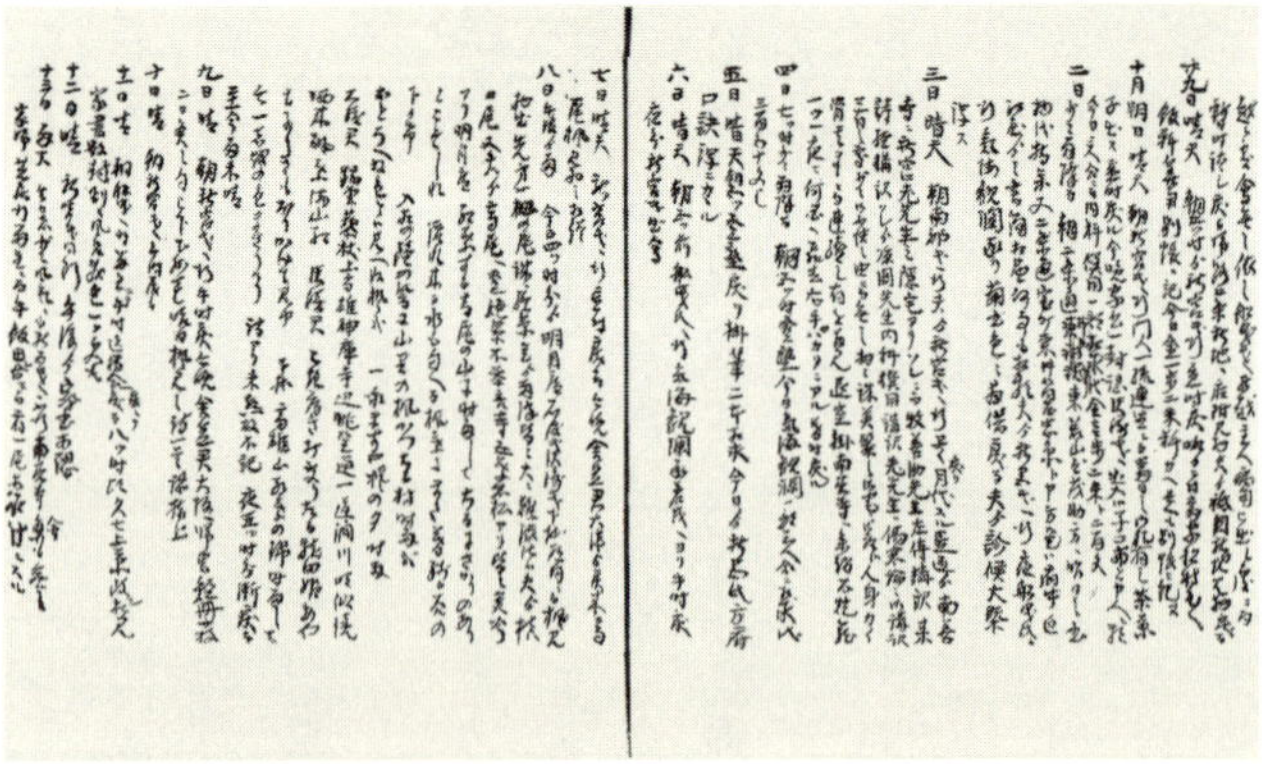

図19　「上京道中弁道学中日記」1853年10月条（東京大学総合図書館所蔵）

訳した、わが国初の物理学書である。初期の原子論や、落下運動・気象の解説がある。林宗は、伊予松山藩医の家系に生まれ、父の死をきっかけに仕官するが、やがて職を辞し大坂・長崎・江戸へ出て、蘭学を修めた。杉田玄白《すぎたげんぱく》の門にも学んだという。四八歳で幕府天文台翻訳方《てんもんだいほんやくかた》となり、『万国輿地誌《ばんこくよちし》』全六五巻などを著した。

『気海観瀾』それ自体は、あらたな医学知識に直結する内容とはいえない。ただ皆川文仲・石渡宗伯のふたりがこれを借り、学んだという事実は、やはりこの遊学が当初から、蘭学への興味・関心を根拠としたことの証左となろう。

「上京日記」は多くを語らないが、『気海観瀾』の入手は、もしかすると偶然、訪れた機会にすぎないのかもしれない。ふたりの行動は、出発の準備段階から周到に計画された形跡が全くみられない。就学に関する情報は、全く不足していたからだ。

どの塾に入るのか

おもしろいことに、そもそもふたりは、どの師匠から学ぶのか府中を出発する時点で何も決めていなかったし、ここに及んでもなお決めかねている。

十九日、船曳卓助のもとへ挨拶に行ったさい、おそらくはじめて蘭方医家新宮凉庭《しんぐうりょうてい》の高名を聞き、その場で入門を決意したらしい。「上京日記」には、

先生家色々東西聞合候へ共、南部船曳初其外皆々被申候ハ先当時流行新宮凉亭抜群之

由ニて其方へ被勧《すすめられ》候、夫《それ》ユへ先入門相決

と記されている。『鴨軒游戯』に収載された石渡宗伯の書簡にも、

西洋学者穿鑿《せんさく》強き族《やから》数多有之候へ共、当時治療之義は先づ新宮凉庭抜群のよし、何れも是方可然《しかるべき》と被申《もうされ》候

とある。二十四日記事では、文仲が南部有一宅へ行き、新宮家入門の件を問い合わせた。有一の尽力で手配が整えられたのだろう、束脩《そくしゅう》（入門時の礼金）の相場を聞いている。

入門の手続き

翌二十五日のこと、いよいよ新宮門へと入るつもりで、ふたりは礼服で南部有一宅を訪れるが、何らかの手違いがあり、入門は翌日に延期されてしまう。そしてようやく二十六日になり、新宮門への入門が叶ったので、礼服に着替え、御池通車屋丁にある多田秀次宅へ出かけた。この人物は新宮の元弟子という。彼の斡旋《あっせん》を受け、室町の新宮邸（『平安人物志』では室町夷川北、図20）で手続きを済ませた。

事務のいっさいは、多田が仕切った。彼は、いわゆる保証人とは違うが、十一月二日記事によると、入門時の経費も立て替えたらしい。具体的に多田の役割は、入門の取次を塾司に依頼することである。当時、塾を指揮していた新宮凉民《しんぐうりょうみん》へは、塾司から願い上げる。凉民は、もともと凉庭門人（柚木舜民）で、新宮家には婿養子として入った。著書『コレラ病論』（一八五八年〈安政五〉）は、凉民と大村達吉《おおむらたつきち》・新宮凉閣《しんぐうりょうかく》の共著であった。大村

は漢蘭折衷家で、涼閣は田辺藩士の出身だが、涼閣と同様、門人から新宮家の養子となり、第一分家を興した人物である。

当日は、塾司（塾生のうち差配役）の差し出した入門帳へ姓名を記入し、涼民と面会した。その後、塾生への挨拶を済ませ、晴れて正式に入門が許された。

南部有一の役割

ふたりが入門の手続きを順調に進めることができたのは、南部有一の尽力によるところが大きい。「上京日記」には、次のような記事もみえる。

> 入門金、彼是《かれこれ》一両斗《ばか》りも入候よし、沢崎氏も新宮へ入学致され度《たく》存じ候に付、三人合にて少々費も相減り候様心配致し候、南部氏至極懇意に致され候よしに付、彼方迄此段頼み入れ置き申し候（筆者による読み下し）

つまり今回、三人まとめて入門するから、束脩を何とか値下げできないか、先方に掛け

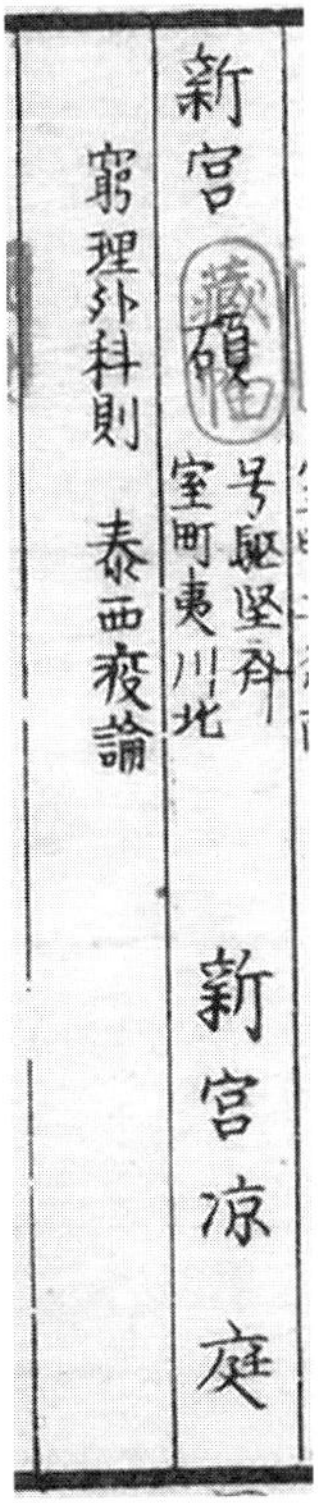

図20　『平安人物志』に記された新宮涼庭の記事

合ってほしい、と頼んだのである。記事によると、実際の束脩額は凉庭へ金二〇〇疋、凉民・凉閣へは各五〇疋、他に奥方・塾中・塾司・女中にも寸志を渡し、当初の見込みと同じく金四〇〇疋（一両）に達した。有一の交渉は、全く奏功していない。

ここで興味深いのは、新宮門のような蘭学塾で就学するについても、師弟関係の私的な契約が堅持された事実だろう。本書でこれまで繰り返し述べてきたように、漢方のいわばアンチテーゼとして、実証精神を根拠として成立した蘭方の学統でさえ、師弟関係の基本的なスタイルは、それまでと何ら変わることがなかったのである。

師新宮凉庭の事績

皆川文仲・石渡宗伯がその名声を聞き、入門を決意した師、新宮凉庭（一七八七〜一八五四、図21）の医史上の業績や、教育活動・学問の概要に関して、山本四郎氏による『新宮凉庭伝』（ミネルヴァ書房、一九六八年）は、必ず参照すべき先行研究である。

凉庭は、丹後国由良《たんごのくにゆら》の出身で、伯父の有馬凉築に医学・経書《けいしょ》を学んだ。一六歳のとき、従兄とともに福知山《ふくちやま》藩主に随行して江戸へ出た。このとき、大槻玄沢《おおつきげんたく》や宇田川玄真《うだがわげんしん》（一七七〇〜一八三五）に入門、はじめて蘭学に接した、とする記録もあるが、山本氏の見解では事実として疑わしいという。

江戸から帰郷すると、一八歳で開業した。二一歳のころ、宇田川玄随《げんずい》（一七五五〜九七）訳の『西説内科撰要《せいせつないかせんよう》』に接し、蘭方医学を志す。一八一〇年（文化七）には長崎へ出向いて、通詞《つうじ》の吉雄《よしお》家で学んだほか、オランダ商館長ヅーフ Hendrik Doeff（一七七七〜一八三五）に許しを得て商館付き医師フェイルケ Jan Frederik Feilke（一七八〇〜一八一四）から直接の指導を受けた。彼の死後、凉庭は蘭館の診療を担当したと伝えられる。

一八一九年（文政二）三三歳のとき、京都へ入り、室町高辻南の地で開業した。市中では藤林普山《ふじばやしふざん》・小森桃塢《こもりとうう》・小石玄瑞《こいしげんずい》らが蘭方を標榜しており、凉庭は後発だったが、時間を惜しんで診療活動に奔走したことで「千両医者」と自称するほどの評判を得た。

診療報酬に対する彼の姿勢は独特で、患者の社会的立場で差をつけた。貧者に対しては低廉に努めるが、鴻池《こうのいけ》家・小西家らの豪商《ごうしょう》には莫大な薬価を請求した。鴻池の謝礼だけで年二五〇〇両、と公言していたという。

凉庭はまた、経方（具体的な治療術・薬方）家としての名声も高かった。実際に、複数の藩と密接な関係があり、一八三〇年（天保元）末には福井藩主松平斉承《なりつぐ》から招聘された。同藩は当時、財政再建の途上にあり、彼に専門家としての意見を求めたのである。

福井藩以外にも、一八四〇年（天保十一）には南部藩に招聘されたほか、鯖江・綾部《あやべ》・出石《いずし》・津の各藩でも財政面の指導にあたった。このうち鯖江藩には、金五〇〇〇両を貸与した経緯もあり、藩主間部詮勝《まなべあきかつ》が（京都）所司代《しょしだい》に在任中（一八三八〈天保九〉〜四〇年）、

図21　新宮凉庭画像
（巨勢小石筆）

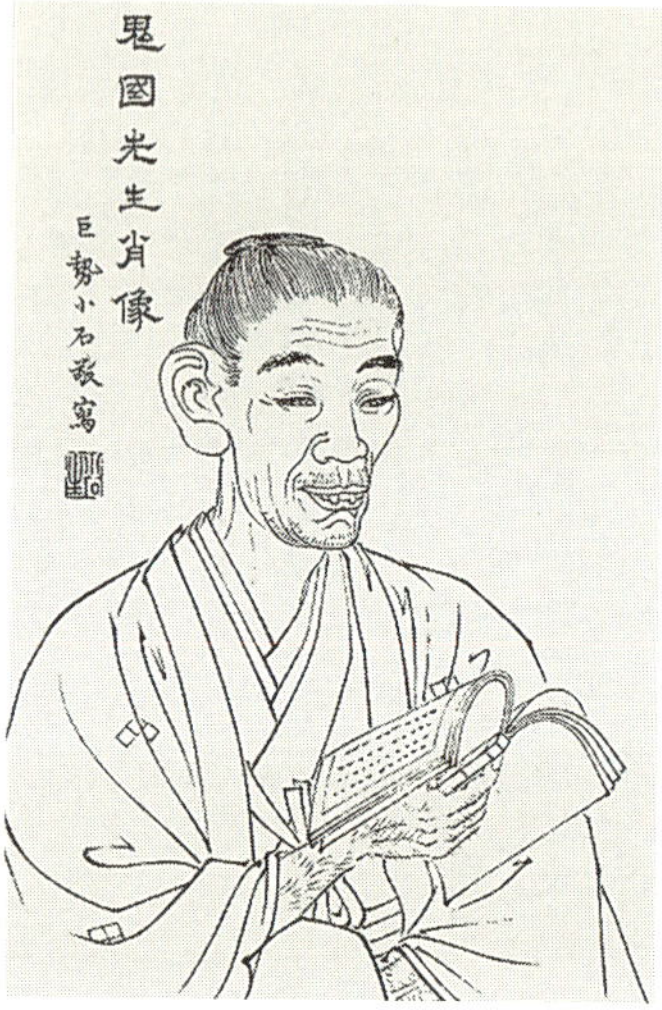

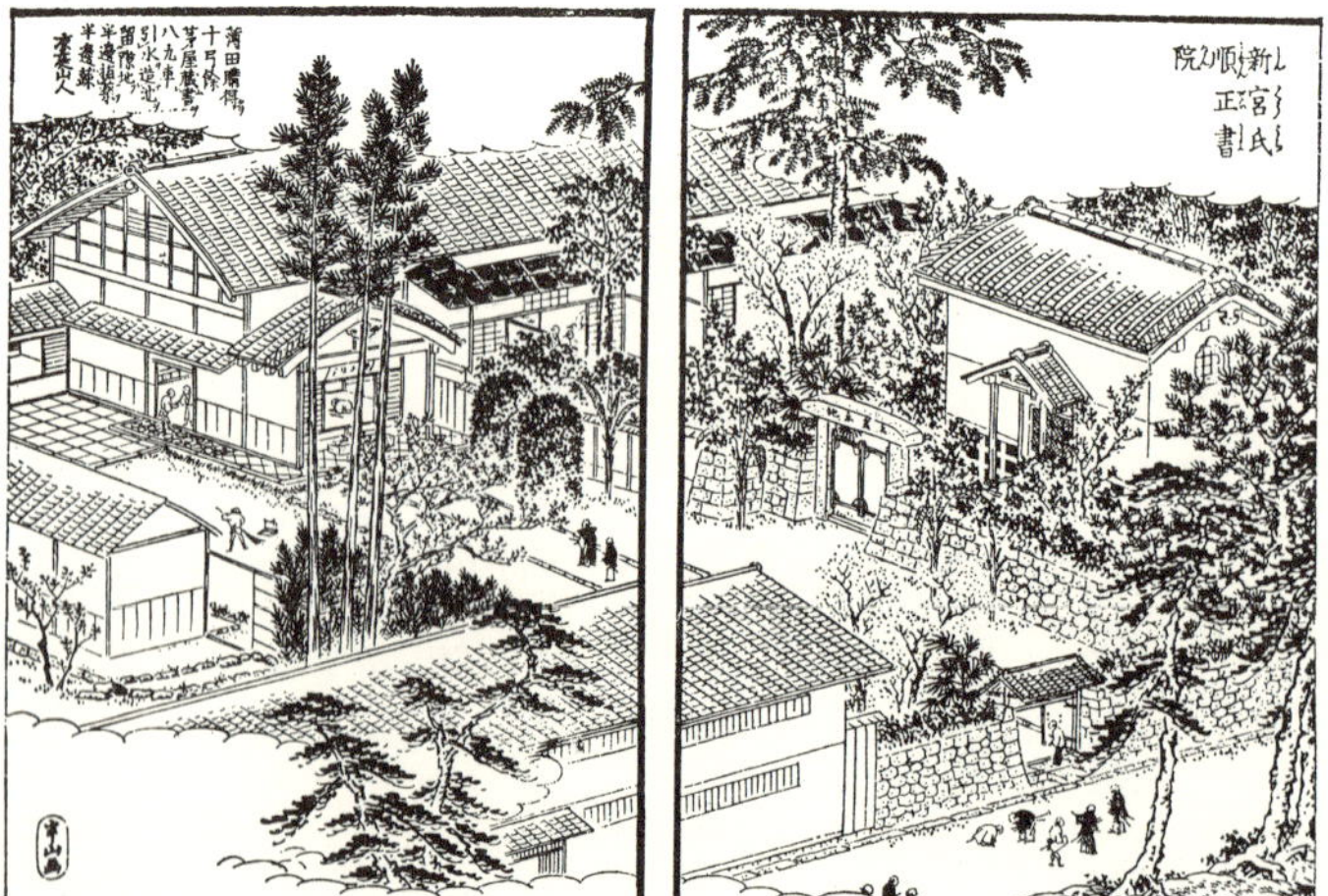

図22　新宮氏順正書院（『花洛名勝図会』巻1より）

次に述べる家塾順正書院《じゅんせいしょいん》の額字《がくじ》を依頼したほどの深い関係となった。

新宮涼庭は、旺盛な診療活動で獲得した資金を元手として、一八三九年（天保十）南禅寺の地に順正書院を創設する（図22）。ここは、庭園の優美さが秀逸で『花洛名勝図会《からくめいしょうずえ》』など諸書が取り上げ、涼庭の高名とあわせて、洛中で著名な存在となった。多彩な分野の学者を集め、多様な分野の学際交流が実現したという。

医学教育のモデル

山本四郎氏が指摘するように、「順正」の精神とは学問の要で、善く教導し、世俗を矯正する意図を有していた。涼庭死後、明治期にまとめられた『順正書院記』は、学問興隆の目的で京都に設立された初の書院、とその意義を高く評価するが、師弟間の教育に加え、当初から一般向けの講演や、図書館機能の充実を意識した構想であったらしい。これについては、曲直瀬道三《まなせどうさん》（一五〇七〜九四）が京都で開業後、家塾啓迪院《けいてきいん》を設け、数百人の門人に教育したことや、朝廷医師畑黄山《はたこうざん》（柳安、一七二一〜一八〇四）が一七八二年（天明二）、室町通出水上ルの地で主宰した家塾医学院を想起させる。

黄山は京都の出身、才をみこまれ典医《てんい》家（朝廷医家）の後嗣となった。早くから医名は高く、一七八七年（天明七）には法印に叙せられた。

医学院では、二〇〇〇名もの弟子を教育した。医を志す者は、何より聖賢の書を理解すべきだ、という信念のもと、七科（医経〈総合理論〉・経方・児科・女科・瘍医〈外科治療〉・鍼灸・本草〈植物・薬物学〉）の教育とともに儒書を講じた。山本氏は、涼庭が策定した教育課程（八科制）に、医学院の影響をみている。

ところが医学院は、一七八八年（天明八）の京都大火で焼失、活動が途絶してしまう。二年後（寛政二年）の京都町触《まちぶれ》に「今度亦々致造立《ぞうりゆういたし》、聖経を講シ医生を導候事ニ候間、医道志有之《これある》もの勝手次第右学院へ罷出候様致し度、柳安申立候」とあって、再興が期されたものの、経営資金面で苦難が続き、隆盛を取り戻すことはなかった。

涼庭が約五〇年の時間を経て、その復活を期したかは定かではない。だが、小石元俊《こいしげんしゆん》の究理堂《きゆうりどう》も独自の教育機構を組織したように、時代の流れは、体系的な専門教育を待望する機運に満ちていたと考えてよさそうだ。

新宮塾の講義とテキスト

入塾直後の愉しみ

さて、「上京日記」に戻る。皆川文仲《みながわぶんちゅう》・石渡宗伯《いしわたそうはく》のふたりは、入門を果たした翌九月二十七日から、さっそく塾に通いはじめた。その後、風邪などやむを得ない場合を除いて、連日のように、つとめて講義に出席したことが確認できる。

もっとも、入塾した当初はなかなか就学へのエンジンがかかっていない。まず、直後の二日間は、まだ授業への参加が認められなかったのか、京都見物を続けている。二十七日は、午前中に新宮塾へ少し顔を出してから、知恩院・東大谷（本願寺）・西大谷へ参詣し、八坂の塔を見物した。「今晩初て新宮ギへ出会」とあるので、凉庭との顔合わせもこの日にようやく実現したようである。

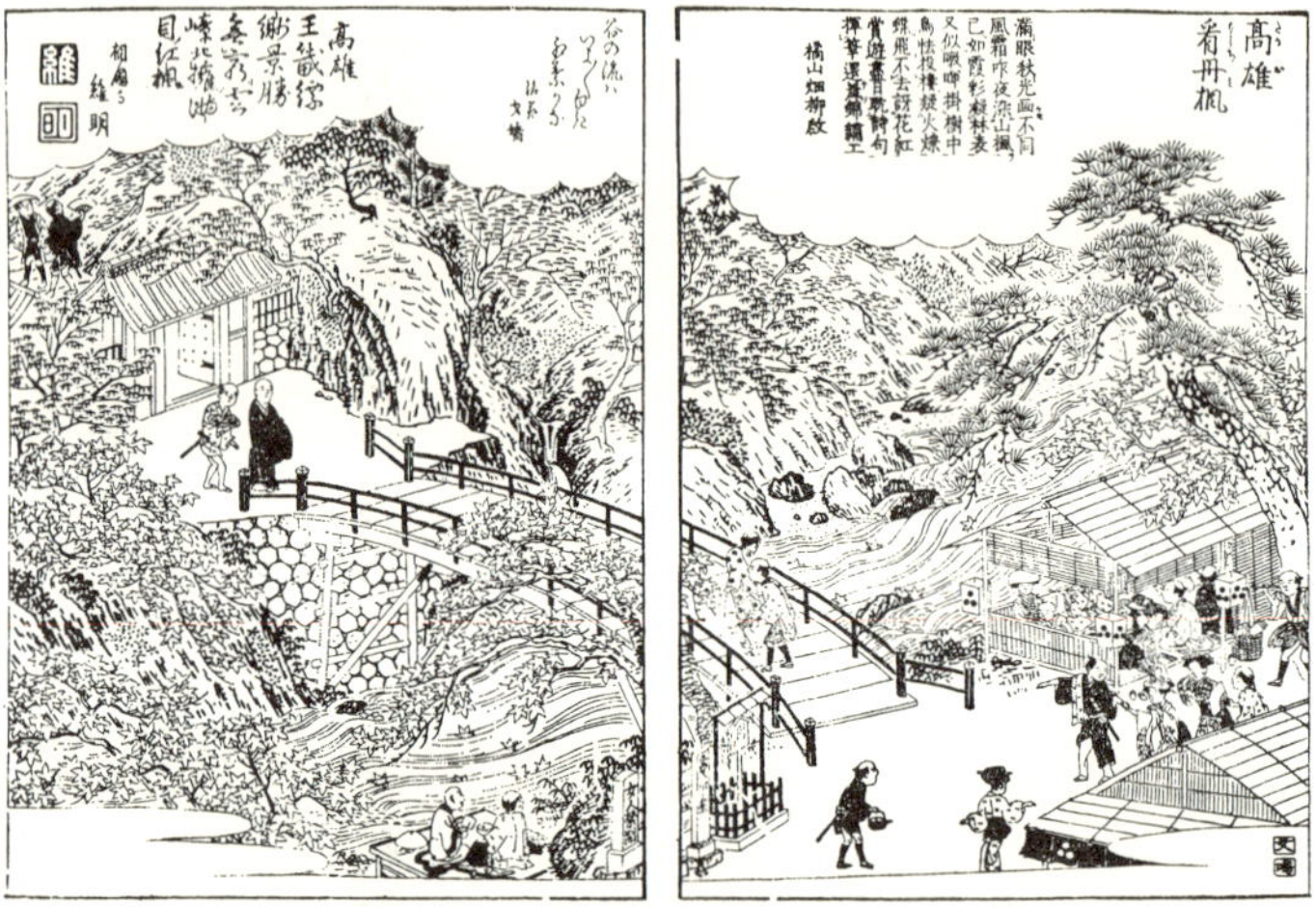

図23　高尾看丹楓（『都林泉名勝図会』巻4より）

二十八日の午後は新宮《しんぐう》塾の講義がなかったので、船曳卓堂の家へ顔を出し、しばし病用の相談をした。その後、帰路に二条新地と祇園新地を見物してから、宿へ戻っている。

京都はちょうど紅葉の季節であった。十月八日には、京都西北部の高雄《たかお》（高尾）まで楓《かえで》見物に赴いた（図23）。「上京日記」によると、前夜には大津から戻った知人（「舎笠」と記されているが、誰をさすかは不明）と、行程の相談をしたようである。

出かけたのは文仲・宗伯と沢崎諷士、それに「明月庵」であった（舎笠と同一人物か。僧侶であろう）。一行は四ツ時（午前一〇時ごろ）に出発し、栂尾《とがのお》を経て槙尾《まきのお》の山を進み、紅葉の絶景を堪能した。途中、午

後から雨が降りはじめ、厳しい行軍となるが、四人はそれぞれ名勝で漢詩や歌作を愉しんでいる。たとえば、明月庵は、

紅葉する高尾の山に時雨《しぐれ》してちるにさかりのありとこそしれ

流れ来る水も匂へる楓葉にまた暮残る谷の下かけ

といった歌をいくつか詠んでいるし、文仲の作は、

高雄山紅葉の錦時雨して又一しをの色まさりけり

というものであった。漢詩も作ったようだが、自身いわく「未熟」のため「上京日記」には書き留めていない。詩作は当時の文人、医家の基礎教養といえるが、苦手だったのか。ちなみに後述のように、文仲は詩作のための参考書をわざわざ府中から持参している。

この日は、夜五ツ時（午後八時ごろ）になって、ようやく帰宿した。楓見物に同行した舎笠は翌九日に大坂へと戻ったらしい。彼は短冊を一枚残し、文仲もその返事に「昨日楓見之詩一首」を認めて、手渡したという。

就学意欲の高まり

十月の中旬ごろ、皆川文仲はいちど体調を崩している。十三日記事に「今日は少々風気ニ付新宮ギへ不行、南善寺会祭も無之」とみえる。二十日を過ぎてからは、船曳卓堂宅と新宮塾へ交互に通いはじめ、大晦日まで意欲的な学習につとめた。十二月十七日まで、後述する「百日講義」に参加し（一二六～一二七

頁参照）、それが終了すると、二十四日から再び塾へ通う、といったふうであった。大晦日でさえ「朝掃除など致シ午後より新宮ギへ行、暮時戻」った。彼の就学意欲はいよいよ高まりをみせる。

「上京日記」記事は至極、簡略なため、実際に塾でどのような講義がおこなわれたか、詳細をうかがうことは、残念ながら難しい。テキストとされた医書の名や講義の担当者がわずかに判明するのみである。たとえば、十一月十一日記事には「涼民先生外科則講釈承り帰宅」とある。「外科則」は、涼庭の翻訳書『究理《きゅうり》外科則《げかそく》』のことであろう（一三三頁参照）。師の研究成果が、実際に塾でも教えられていたのである。

塾では毎月朔日、十五日が例会と決められていた。しかし「朝新宮ギへ行、門人一統連座ニて当日之御礼」（十月朔日記事）とみえるように、この会は、朝礼とか、儀礼的な集会の要素が強かったようで、勉強会や特別な講義などが催された様子はない。

新宮塾の講義

次掲の記事（十月三日）によると、通常の講義はおもに涼民《りょうみん》が担当し、室町の新宮邸でおこなわれていたことがわかる。

三日晴天　朝南部ギへ行、夫より新宮ギへ行、早々戻り月代《さかやき》スル、昼過より南善寺ニ新宮老先生之隠宅アリ、ソレニテ牧善助先生左伝講釈某詩経講釈、ソレより涼閣《りょうかく》先生内科撰用講釈、老先生ハ傷寒論之　御講釈これあるべき処、少々御不快之由ニてこれなく、扨々《さてさて》誠に美麗之御宅ニ御座候、人心カイ骨其ま、ニて連続し有るを拝見、退室掛け南善寺へ参詣、百灯籠一ツ一夜ニ何国へ罷り去り右手ハカリニアル、暮時戻ル（筆者による読み下し）

南禅寺（「南善寺」）の「新宮老先生之隠宅」とは、むろん順正書院《じゅんせいしょいん》のことである。当日は頼山陽《らいさんよう》門人の牧善助（輗《げい》）による『（春秋《しゅんじゅう》）左氏伝《さしでん》』『詩経《しきょう》』の講義が予定されていた。皆川文仲・石渡宗伯のふたりが入門した一八五三年（嘉永六）は、凉庭の最晩年にあたる。当時、六七歳の高齢であった凉庭《りょうてい》は、翌年一月九日に死去する。この日の記録をみても、老先生＝凉庭の『傷寒論《しょうかんろん》』講釈は、不快のため休講となっている。十二月二十三日記事によると、「徳平君」なる者から「新宮ギ老先生大病之段」の知らせが入り、文仲は急いで新宮邸まで駆け付けた。その後、自身も伏見江戸町の「越［　］（虫損）子」なる者、凉庭の弟子であるという親子のところへその旨を伝えに走り、夜中（夜四ツ半時）に京都へ戻っている。

新宮塾のカリキュラム上、書院での講義と室町邸のそれが、どのように区別されたかは定かでない。「上京日記」の限りでは、先の記事以外に十月十三日・二十三日、十一月三日・十三日、十二月三日の五回、南禅寺へ赴いたことが判明している（「出会」と記載あり）。この事実より察するに、毎月三・十三・二十三日は、書院での講義日なのだろう。

このうち、十二月三日は、嘉永六年の「末会」に相当する。文仲は、また風邪をひいてしまったものの、無理をおして出席した。涼庭の体調を考えると師の講義を直接、聞くことが叶ったかは不明で、代講の可能性も高いが、いずれにせよ、順正書院での会が塾生にとって特別なものであったことは、間違いないようだ。

寒中会読と百日講義

十二月十七日から「寒中修行会読《かいどく》」がおこなわれた。これは、同日晩刻より始まる、三〇日間に及ぶマラソン講義であり、欠席した者には「過料《かりょう》」として一〇〇文を課す、という厳しい条件がつけられていた。

二十六日には、会始より一〇日目、ということで食事が振る舞われている。結局、十二月十七日まで連続して（「此日ニて三十日会終、食事あり」）、順正書院での講義が続いた。

このような集中講義形式は、医学塾全般でよく用いられた手法だが、おそらくは多紀《たき》家主宰の幕府医学館に倣ったものであろう。一七八二年（天明二）から四年間、実施された幕府医学館の百日教育は、二月中旬より一〇〇日間、生徒有志を集めて講義を実施、諸科の講師を外部から招いて、より広い知識・技術の習得が期された。医案会・薬品会も開講された。期間中は、外出・飲酒が禁じられる。

山本四郎氏の先行研究に、「順正書院は講学の場所であり、客を待つ場所であった。医療はもっぱら室町の邸で行われた」との指摘がある（前掲『新宮涼庭伝』）。涼庭の講義は、儒者を交え経学・文章を講じる一方で、蘭方の訳書も並行して扱われた。書画会・詩会など幅広い分野の会も頻繁に開催したから、公家や文人墨客《ぶんじんぼっきゃく》の来訪も多かった。

百日講義も、順正書院でおこなわれた講学の一環である。『鬼国先生言行録《きこくせんせいげんこうろく》』に、

> 先生講釈の外、毎夜塾生をして討論せしめ、又毎歳寒中三十日間、暑時二十日間を以て討論会を設く。又毎月三次、儒師を順正書院に迎えて経学文章等を講じ、先生亦《また》自ら翻訳書或は傷寒論を講ず。常に言く、医学は会読討論躬自ら苦辛するに非《あら》ざれば心根を貫徹せず。譬《たと》えば軍談を聞き、戯場を観るが如く、事去れば則ち茫々乎《ぼうぼうこ》として影を捕うるが如し。乃《すなわ》ち正邪紛々危急存亡之秋に当り、安《いず》くんぞ虎穴に入りて虎児を得るの功を奏するを得んやと

との記述がある。百日講義の期間中、十一月二十九日および十二月十二日記事には「朝新宮ギへ行、今晩留主居」とみえる。「留守居」とは、塾生が交替で室町邸の夜番を担ったことをさすのであろう。

講義は、書院を会場としたが、どのような事情か、夜会もおこなわれた。皆川文仲の場合、留守居を担当した翌日には、暮れ方以降に書院へ赴いている。

室町邸の臨床講義

新宮塾は、順正書院と室町邸の二つの学舎をもつが、「上京日記」をみる限り、どちらでも講義がおこなわれたようである。

山本氏の指摘に学べば、新宮塾では、解剖・生理・病理・外科・内科・博物・化学・薬性、以上の八科が体系的に教授された。涼庭の方針として、医学に限らない多様な学問を体系的に習得する手法が採られた。すでに述べた牧善助の講義などは、その典型である。

医学教育の内容は、蘭方主体だった。氏によれば、涼庭は漢方の迂遠《うえん》さを強調し、古代から医を尊ばず、医書にもみるべき内容がないと断じ、漢方医家を軽くみていたふしがある。同じく京都で活躍した小石元俊の究理堂と比べると、新宮塾のほうが蘭方の比重は大きい、とも評される。このあたりの見解は『鶚軒游戯《がつけんゆうぎ》』とは異なるようだ。

涼庭は晩年のこの時期、順正書院を拠点として、経学・文章の講義をもっぱらとした。そのため、皆川文仲・石渡宗伯が直接、涼庭から蘭書の講読・指導を受けた様子はない。他方、室町邸は実際に診療活動をおこなう場所である。この時代の一般的な医学教育の手法でいえば、門下生の医師に代診させるなど、実地訓練を取り入れるケースは多い。

室町邸の新宮塾で、そのような代診医療がおこなわれたのか、一次史料を踏まえつつ確かめることは難しいが、順正書院の教育が体系的な内容に終始する一方で、室町邸では実際の臨床例を前にして、新宮塾の学問内容を具体的に学ぶことができる。門下生にとっては、双方の就学を併行させることが、より効果的であったろう。むろん文仲・宗伯のふたりも、室町邸に足繁く通ったことが「上京日記」の記述より明らかである。

室町邸でも、とうぜん医学講義はおこなわれたはずだ。ここは市街地ゆえ、洛中に寄宿する門生が日参するには、適当な場所だった。臨床すべき患者は十分に確保できるし、現場に近い教育の拠点として、実践的内容をもつ医書が多く架蔵されていたのではないか。それらを貸借・書写するにも、この場所は至便である。

専門医書を購入する

新宮塾での就学が本格的に始まった十月以降、ふたりの行動で、最も特筆すべきは医書の購入である。入門以降、医書に接する機会の増えたことがきっかけとなった。十月朔日には、沢崎諷士のもとへ出入りする「ユ市」に依頼し、皆川文仲・石渡宗伯と諷士の三人が共同で『内科撰要』を一部、購入した。

『内科撰要』は、オランダ人ゴルテル Johannes de Gorter（一六八九～一七六二）による内科書 Gezuiverde Geneeskonst of Kort Onderwys der Meeste Inwendige Ziekten, 1744（全六冊一八巻）を宇田川玄随《うだがわげんずい》が翻訳、後に彼の養子となる宇田川玄真《げんしん》が補訂したものである。西洋内科学の先駆的な紹介書としてたいへん有名だが、完成は一八二二年（天保二）で、このときすでに二〇年以上が経過している。涼閣は、これを教科書として使用していた。価格は、金一歩二朱と二〇〇文であった。

翌二日の日記に「朝二条通柳馬場通東若山屋茂助方へ昨日之書物代持参」とあり、『内科撰要』の代金を若山屋茂助に宛て、支払っている。ユ市との関係は不詳だが、文仲らが京都に着いた当日、諷士から紹介された「若山屋」が彼をさすことは間違いない。専門の医書を扱う書籍商との結びつきも、遊学の過程で重要な位置を占めていたのだ。

専門書肆若山屋

『京都書肆《しょし》変遷史』（京都府書店商業組合、一九九四年）によると、若山屋の初代茂助は若狭国出身で、奉公のため京都へ出て、安政期に独立したという。二条富小路（柳馬場東）に書肆を開き、医学・蘭学書などを専門に取り扱った。年不詳だが、これは万延～文久期（一八六〇年代前半）ころの話であろう。表9として、若山屋の広告から、手がけた出版物の内容をまとめたので参照されたい。たとえば、このうち『小児全書』の広告（図24）には、

独乙布斂吉《ドイツプレンク》の著述にして、小児内外の諸病・原因・症候・医見・治法に至るまで簡明に説示せり、且つ先生之《これ》を訳するに国語を以《もっ》てして、其会得し易からんことを要す、実に小児科必用の書なり（筆者による読み下し）

とある。若山屋の刊行した書籍は、訳書が多かったようだ。合信氏 Benjamin Hobson 清本翻刻『全体新論』、緒方洪庵『虎狼痢治準《ころりちじゅん》』『病学通論』、広瀬元恭《ひろせげんきょう》訳『西医脈鑑《せいいみゃくかん》』（一八五七年〈安政四〉）、新宮凉庭『解体則』（一八五八年〈安政五〉）をはじめとして、翻訳書出版を広く手がけた。嘉永期には『解体新書《かいたいしんしょ》』刊行にも携わっている。

表9　若山屋の出版広告

『後編コレラ病論』（母私篤氏実験説，新宮・長柄訳）1冊
『附録コレラ病論』（京医実験説，寧寿堂編集）1冊
『生理則』『外薬則』『治癥則』近刻
『小児全書』（燕石訳）全6冊
同十一編1冊　同十二編1冊　同十三編1冊
『駆豎斎方府』（新宮涼庭）2冊

（註）年は不詳，文久期か
（出典）「雪有香蒐集書目」（『近世出版広告集成』第五巻）

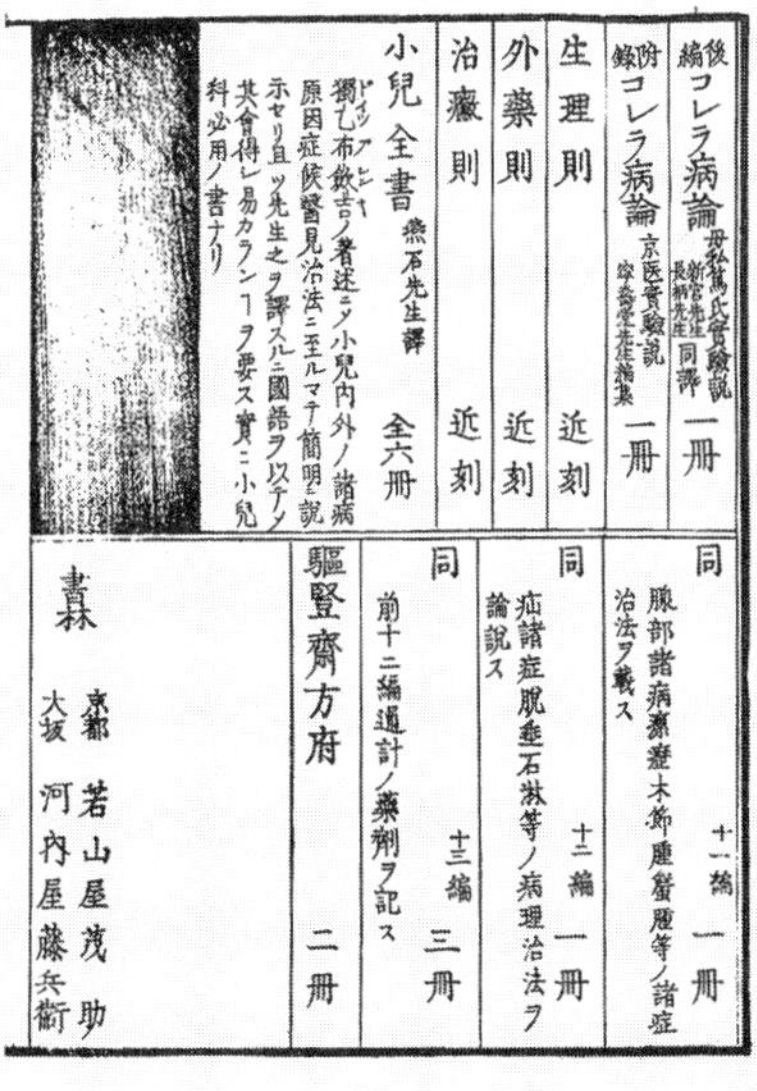

図24　若山屋による『小児全書』の広告

医書購入の意味

「上京日記」十一月二十二日記事をみると「新宮ギへ出席、今日医提綱一部、内科撰要相求」とあり、「医提綱」なる書籍を買い足したことがわかる。これは、一八〇五年（文化二）刊行、宇田川玄真が著した解剖学書『医範提綱《いはんていこう》』のことだろう。玄真は、オランダの解剖学書に多く接し、『遠西医範《えんせいいはん》』

全三〇巻を大成している。『医範提綱』は、その抄録版で、亜欧堂田善《あおうどうでんぜん》による銅版の解剖図が収載される。皆川文仲・石渡宗伯は、生理学・病理学の内容を含む、全く新奇の体系書に接したことになる。

なお、十月四日記事によると、前掲『気海観瀾』の購入が検討されている。その代金は三五〇文、三人（文仲・宗伯・沢崎諷士）での決裁とされた。共同購入の形をとったが、勉学資金に乏しい彼らには、かなりの負担であったに違いない。

それでも彼らが無理して購入に踏み切ったのは、書籍に収載される新奇の知識・技術を府中へ持ち帰ること、それ自体に大きな意味をみいだしたからではないか。

彼らの京都遊学は、医師としての自覚、研鑽意欲を前提としながら、少なくとも当人の意識下では、地域社会・医界の利益を念頭においての行動を第一とした。そのような事実を正確に理解してこそ、遊学の本質は明らかとなるだろう。

新宮凉庭と解剖実験

現在、確認されている凉庭の医書は、一〇種以上ある。フーフェランドとコンゴルテルが著した外科書の翻訳『究理外科則』や、フーフェランドとコンスブリューク Georg Wilhelm Christoph Consbruch（一七六四〜一八三七）の共著で、最新の西洋内科学を網羅的に紹介した『泰西疫論《たいせいえきろん》』など翻訳書が多い。他にも、日常経験の治方や名家の説をまとめた『療治瑣言《りようじさげん》』や『外科簡方《げかかんぽう》』などが知られる。

涼庭は蘭方の理論を十分に理解し、解剖・解屍《かいし》の重要性を認めていたが、生涯にわたり書院周辺で解剖実験がおこなわれた形跡はないという。その判断の背景は不詳である。新宮塾では明治初年以降、ようやく涼閣・涼民がこれに従事した。

一八一五年（文化十二）、涼庭は長崎遊学中にプレンキの外科書・解剖書を翻訳している。後者は『解体則』（一八六〇年〈万延元〉、原書は一八〇四年刊）として、涼庭の没後に出版された。ここに収載された解剖学用語は、山脇東洋《やまわきとうよう》が為したわが国最初の解剖実験（一七五四年〈宝暦四〉）段階と比べても、高いレベルに達していたとの評価がある。

皆川文仲らは遊学開始早々、解剖学書に接し、購入している。ならば実際にやってみようと考えても不思議ではないが、「上京日記」に解剖実験の記録はみあたらない。

ちなみに、十二月二十一〜二十二日にかけて、文仲は船曳卓堂の家塾《かじゅく》（と思われる）でおこなわれた犬の解体実験に参加している（費用の一部、六三〇文を負担した）。塾生らが見学の意志をもち、自発的にこれに出席したことは、その翌日の記事からも確認できる。

書籍の閲覧と借用

加えて注目されるのは、皆川文仲・石渡宗伯のふたりがとりわけこの時期、書籍の閲覧と借用を積極的におこなったことである。

新宮涼庭は、当世を代表する蘭書蒐集家として知られていた。ふたりが塾へ通い詰めたのは講義を受けることに加え、専門医書を適宜、借り出して書き写すためでもある。

たとえば、「夜船曳氏へ行、気海観瀾《きかいかんらん》承り蘭書色々拝借戻る、夫《それ》より診候大概写ス」（十月二日）、「今日より新宮氏方府口訣《ほうふくけつ》写《うつし》ニカ、ル」（五日）などの記事である。有益な医書を撰び「写す」行為も、遊学の一環として、重要な位置を占めていたのだ。

『方府口訣』は、凉庭の口授に拠る薬剤使用法の指導書である。これについて宗伯は、

書籍類も有用之品は三人合にて一部つゝ相需置候、成丈《なるたけ》は写本仕度《したく》且ちん写も不仕心得に御座候、新宮氏之訳書抔《など》も甚《はなはだ》高料にて迚《とて》も相需《もとめ》候事は出来不申（『鶚軒游戯』）

と述懐している。書籍のなかでもとりわけ、蘭方の翻訳書は、非常に高価で手が出ない。それに「ちん写」（書写を他へ依頼することか）するとしても、費用が嵩《かさ》んでしまうので、とりあえずは船曳卓堂から書籍を借用し、自分たちでこれを書き写すことにした。

「上京日記」には「拝借」という用語が頻出するが、これはもとより書籍の書写・ちん写を含む行為を指すのだろう。『気海観瀾』もそうだが、書籍の貸借については卓堂に依頼することが多かった。新宮塾と違い、融通が利いたのだろうか。

『扶氏経験遺訓』を借用する

十月二十三日・十一月朔日記事によると、皆川文仲は『扶氏遺訓《ふしいくん》』なる医書を船曳卓堂から借用している。緒方洪庵の翻訳による『扶氏経験遺訓』であろう（図25）。原書は、ドイツ人医師フーフェランドが自らの臨床経験をまとめ、一八三六年に出版した内科全書である（オランダ語版からの重

訳）。

フーフェランドの代表的な専門書は、出版後まもなくわが国へも輸入され、坪井信道《つぼいしんどう》・伊東玄朴《いとうげんぼく》・杉田成卿《すぎたせいけい》・堀内素堂《ほりうちそどう》らが翻訳に取り組んだ。それらの医書は、一八七〇年代の半ばに至るまで、引き続き活用されるほど充実した内容を誇っていた。

洪庵の翻訳は全三〇巻に達する。巻末には医師を対象とする倫理上の戒めが列記され、この部分だけを抜粋し『扶氏医戒之略《ふしいかいのりやく》』一二ヶ条にまとめ直してもいる。こちらも当時、蘭方医学を志す者の必読文献とみなされ、たいへん著名であった。

翻訳書は、早くも一八四二年（天保十三）ころには完成していたというが、実際に刊行

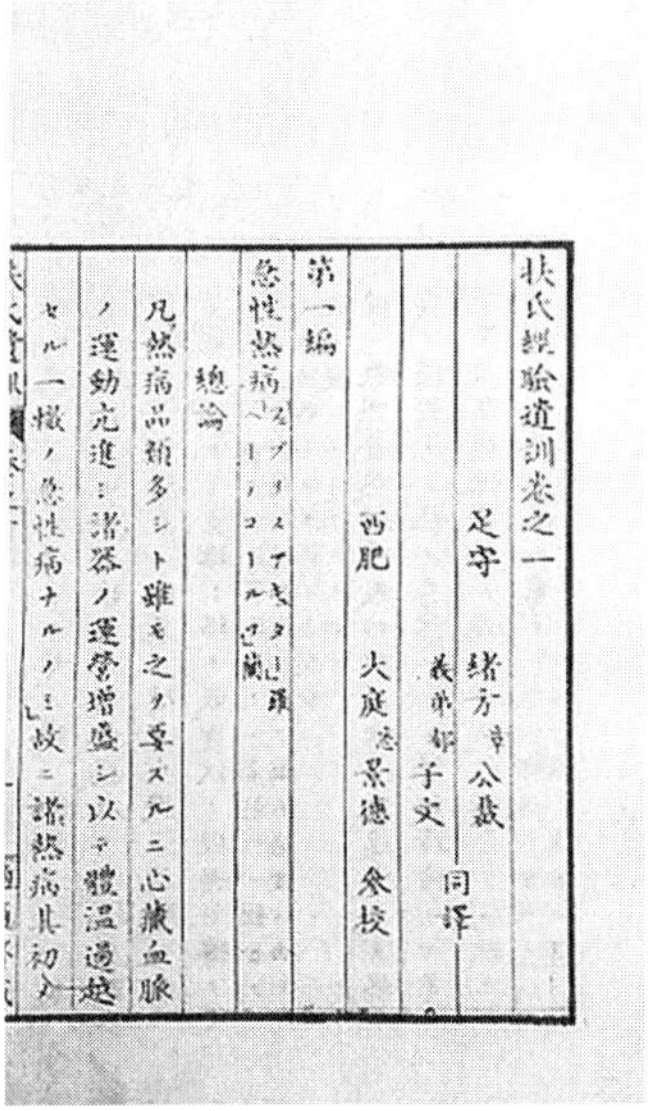
扶氏經驗遺訓卷之一
足守　緒方章公裁
義弟郁子文　同譯
西肥　大庭忞景德　參校
第一編
急性熱病
總論
凡熱病品類多シト雖モ之ヲ要スルニ心臟血脈
ノ運動亢進シ諸器ノ運營增盛シ以テ體溫過越
セル一樣ノ急性病ナルノミ故ニ諸熱病其初メ

図25　緒方洪庵『扶氏経験遺訓』

が始まるのは、安政期に入ってからのことである。現存する書簡類によると、船曳卓堂は『扶氏経験遺訓』第五帙《ちつ》・第六帙を洪庵自身より進呈されており、師に対して季節の贈答などを欠かしていない（『緒方洪庵のてがみ　その二』菜根出版、一九八〇年）。

皆川文仲と石渡宗伯が『扶氏遺訓』を借りた時点で、洪庵の翻訳は、いまだ公刊されてなかった。卓堂の手許には、何らかの経緯で、稿本が伝わっていたのだろう。洪庵の直接の弟子でもないふたりが筆写を許されたとは少し考えにくいが、閲覧・借用の形をとりつつも、最先端の学問に触れる機会を得ていたのである。

なお『扶氏遺訓』に関しては、宗伯が府中医師前田正莽に宛てた、次の書簡（十月二日付、後述）にも言及がある。

フヘラントの写本御油断なく二六郎へ仰せ付けられ下さるべく候、京地にても塾中に所持の人も御座候得ども、全部はそろひ申さず候、小子も蘭家へ入門仕候事ゆえ、今日にても一応熟覧仕候へども、借用致し候ても気之毒にて困り申し候、若し尊家に御調ひ成し置かれ候へは写さずに置き申したく候、此節新宮氏輪講

外科則（新宮氏訳書也）

扶氏経験遺訓（フヘラントの事也）

内科撰要（三人合にて一部相需金二歩）……（以下略）

これによると『扶氏遺訓』は、『(究理)外科則』『内科撰要』とともに新宮塾で輪読のテキストとして使われていた。宗伯は、蘭学を志す身としてひととおりこれらを熟覧し、是非、入手したいと考えたのである。

「二六郎」は、季弟の寛輔をさす。冒頭の一文は、彼に『扶氏遺訓』を書写するよう、依頼したことを示すのだろうか。もし府中医師の前田家で入手できるのなら、こちらでは写本を作らずに済ませたいという。

この時点(一八五三年〈嘉永六〉十月)で『扶氏遺訓』は公刊前にもかかわらず、新宮塾の門生にも所持する者がいたこと、一方で京都では全冊が揃わない、といったコメントもみえる。それらも写本なのだろうが、蘭学を志す者たちのあいだで、いち早くその内容が共有されていた事実は、注目に値する。

おそらく宗伯が写本に注力したのは、京都・大坂で接した最新の学問・情報を府中へと還元することについて、それが最良の手段だと確信したからではないか。一方で、府中の前田も写本を入手し得る何らかのルートを有したであろう事実は、たいへん興味深い。

苦境をきわめた京都遊学

経費工面という課題

皆川文仲《みながわぶんちゅう》・石渡宗伯《いしわたそうはく》の京都遊学は、さしあたり順調に経過した。しかし、当初からの懸案は、依然として解決していない。経費の問題である。

遊学の具体的な状況と、経済面の苦境を伝えるために、文仲と宗伯は、しばしば府中へ書簡を出した。彼らは商用で京都を訪れる府中商人や、帰路に府中へ立ち寄るだろう越前大野・丸岡・越中富山などの者に、それを託している。

表10は、「上京日記」の記事よりうかがえる、書簡往復の状況をまとめたものである。府中の久七・鎌六なる者に加えて、富山・大野・丸岡の者の名前もみえる。十月二十二日記事の綿屋、井筒屋などはすべて府中商家だが、京都に出店を構えていたらしい。表によると、府中とは月二〜三回程度のペースで連絡をとったことが判明する。

表10　京～府中書簡の往復（嘉永6年9月～12月）

日　付	内　　　　容	地名
9月18日	明十九日朝，大野油屋善道殿帰郷之由承，夜分書状一封相認相頼	大野
26日	風聴之手紙認近日久七帰郷之節指出，今晩久七相七相見ユ，則明廿七日出立之由申束手紙相渡	府中
10月1日	今晩家書一封認，沢崎ギへ出入候子ユ市と申人ニ頼	府中
11日	八ツ時頃久七上京致シ相見，家書数封別ニ風呂敷包一ツ受取	府中
12日	午後より家書相認	…
18日	夜分久七明十九日帰府之段申来，書簡数封相頼	府中
21日	今日国元より書状一封木綿切木綿糸来る	府中
22日	朝六角上ル柳馬場綿半申方ニ府中綿屋何某上君昨日之手紙彼人物参致呉候事	府中
24日	今夜府中鎌六相見候	府中
28日	午後越中富山石黒徳三郎霜月朔日帰国之由暇乞見ユ	富山
11月8日	今晩松村屋方丸岡鷹屋ツバサ君御出，拝□（虫損）則一両日御着之由	丸岡
9日	朝晩鷹屋君二三日之内ニ帰郷御座候故家書認御頼申候，晩方より松村屋へ行，鷹屋君と小酌	丸岡
11日	鎌六午後帰郷申付義手紙不出	…
19日	国元より久七来り家書数封，外ニ孫八たひ一足糸切抔受取，先日より待居候事故，大ニ喜候事	府中
20日	今晩高木村市と申者国元より来る，家書一封，申股一足受取	府中
21日	今晩ハ新宮ギ出席不仕，国元への書状数封相認	…
23日	今晩久七来る，明日帰路之由，家書相頼	府中
12月16日	夜分留主居，家書数封相認	…
18日	朝五ツ過府中角問屋上京，国元より書状一封受取，返書相認，十九日出立之由相頼	府中
26日	国元より県ギ西村ギより寒中見舞書状来る	府中

（出典）「上京日記」（皆川家文書）

ところで「上京日記」十一月朔日記事では「(京都)川原町鍋屋町」滞在中の、府中商家近江屋の手代《てだい》らしき者のもとへ借宅《しゃくたく》の相談に出かけている。

ここでは、同郷意識をベースとした、連帯の構図を読みとりたい。かつて高橋克伸氏は春林軒《しゅんりんけん》(華岡青洲塾《はなおかせいしゅう》)の門人帳を踏まえ、特定の医家に門人を斡旋《あっせん》する、商人の存在を指摘された。同様に、井筒屋など在京の府中商人は、修業者にとって経済面、また精神的にも心強い存在であり、身元保証人に近い役割も果たしたのである。

府中の久七に書簡を託す

「上京日記」をみる限りで、最も重要な役割を担った府中の関係者は「久七」なる人物であった。この久七は、ふたりが出発時に「荷廻シ」をおこない、実際に京都まで随行している。

『鶚軒游戯《がっけんゆうぎ》』には、「久七と云ふて常々京都通ひをして居る者が、両掛荷ひて供をしながらの沿道の名所旧跡の説明に、両人は初旅の憂きをいつしか忘れて、頓《やが》て数日の後に京に着いた」といった逸話もみえるが、彼の生業や経歴などは、全くわからない。あるいは、当時の医家で多くみられた、供方《ともがた》の者(医の生業を下支えする家人)であろうか。

久七は、九月二十六～二十七日、十月十一～十九日、十一月十九～二十三日の計三回、京都にいるふたりのもとへ現れている。府中よりは、書簡や足袋《たび》など実家より送られた品物を運搬し、彼らに手渡した。皆川文仲も、久七が府中へ戻るさい必ずといっていいほど書簡を託している。十一月十日記事には、「国元より久七可着之処《つくべき》一向不来、金子《きんす》三人共少く相成、三人合《あわせて》纔《わずか》二百八拾五文、昨日之米料も無之《これなく》候、香之物沢崎ギより廻り候」とある。遊学の必要経費も、久七が上京するたびに持参したらしいが、このときは彼の到着が遅れたため、三人は一時的に資金面で苦境に立たされてしまう。

久七のほかにも、沢崎諷士の知己とされる「ユ市」（十月一日記事）・「綿屋某」（十月二十一日）・「鎌六」（十一月十一日）・「高木村市」（十一月二十日）・「角問屋」（十二月十八日）が同様の役割を果たし、府中からの荷物を届けた。

当時の府中は、綿業関係の取引で京都・大坂とは深い結びつきにあり、両地方の往来も少なくなかった。二条通室町東に拠を構える井筒屋忠兵衛なる商家も、府中の近江屋とのあいだに取引があった。文仲は、この井筒屋を通じても府中へ書簡を託しており、必要物資や資金を調達している（十月二日記事）。

嵩む宿泊経費

前掲した前田正莽宛て石渡宗伯書簡（一三七頁参照）は、実のところかなり大部であり、京都到着以降の経済的困窮や、生活費節減の苦悩を赤裸々に綴っている。繁雑さを避けるため、ここでの引用は差し控えておくが、興味のある方は是非『鶚軒游戯』（二九九～三〇一頁）をご覧いただきたい。

書簡冒頭の挨拶で宗伯はまず親類中の無事を尋ね、自分たちはとりあえず大過なく就学をはじめている、詳細は前日、府中へ戻った久七から聞いてほしい、と述べる。

十月二日といえば、ようやく新宮塾への入門も決まり、遊学も軌道に乗りはじめたころだ。だが、早くも資金面で支障が生じてしまう。もっとも、宗伯の言によると、出発前から就学中の不自由は、ある程度、覚悟していた。書簡では、窮状を訴えるだけでなく、彼らが講じた対策についても、詳しく説明している。

まず何よりも京都での滞在先、宿泊経費の問題である。到着のさい宿泊した福井屋は、越前出身者にとって、何かと好都合な商人宿であったろう。だがあいにく一泊二五〇文とかなりの高額だった。そこで十九日にさっそく、沢崎諷士が宿所とする「松村屋」（堺町四条上ル）へ転宿したのである。ふたりはこのときまでに、道中経費を含め金一両も使ってしまい（「上京日記」）、早くも持参金が底をつきはじめた。そのため、宿泊にかかる経費を見直さざるを得なくなった。福井屋にせず、京都到着の当初から松村屋に泊まっておけば費用も抑えられたのに、と後悔の弁を述べている。

松村屋の経営詳細は不明だが、江戸時代の洛中には、他国から上京し長期滞留する商人や遊学者を安価で泊める下宿屋も、数多く存在した。

転宿を決意する

松村屋への転宿について、石渡宗伯の考えは、次のとおりであった。

（1）沢崎諷士を含めた三人は、現在、松村屋なる旅宿で一緒に宿泊している。この宿は、一日一二〇文の経費がかかる。松村屋での当面の生活はまるで問題なく、宗伯自身はむしろ「過分」なほどだと感じていた。

(2) 部屋を借りるという選択肢もあろうが、たとえ自炊で凌《しの》いでもいろいろと物入りだし、かえって手間がかかってしまう。とりたててメリットは感じられない。

(3) 新宮《しんぐう》塾に併置される寮（「内塾」）で、寄宿生活を送る方法もあるが、入塾は難しいと評判があり、経費の面でも「格別に利不利も無之」、たとえ生活費が一日九〇文程度で済むとしても、書生との付き合いは逃れられず、やはり経費は嵩《かさ》むだろう。また、事実関係は不明だが、「且新宮の書生と申候ては甚風儀も不宜」との噂もあった。

(4) 他に、浴場の費用などを考えれば、すべて費用込みで一日一二〇文の松村屋はかえって得といえる。しかも「至極実意」に世話してくれる。汁物は隔日に一度、食器も自分で洗い、面倒はかけないとの取り決めで、月二歩ずつくらいの条件にできないか、交渉してみようと思う。

公的な学資支援もないため、塾に住み込むか、家を借りるか、という選択でも、慎重な判断をおこなわねばならない。宗伯はまた、一月あたり二歩という交渉がうまくいけば、「発足之砌《みぎり》よりの存念にも相叶候」さらに「御親類中様へ申分も相立」と述べている。

このことから、出発当初に大よその予算が組まれ、それを根拠に、親類中からの援助を受けていたことがわかる。別の書簡では「精々《せいぜい》倹約致《いたし》ても一ヶ月三歩無之候ては難相凌《あいしのぎがたく》候《そうろう》」と述べているが、京都の物価は予想に比して高かったのだろう。

本を写し書籍代を節減する

石渡宗伯の書簡は、さらに続いている。諸経費をどうにかして削減しようと、さまざまな方策が講じられた。

真っ先に対象となったのは、書籍購入の代金である。必要な本でも三人で一冊を使う。蘭書は高価なので、なるべく借用して自分たちで写すようにした。もっとも、本を書き写すにも紙が必要であり、書簡ではその問題にふれている。京都で購入できる紙は質がよくないし、値段も格別に高い。なので、親類中で相談のうえ「中折紙」を一・二束、京都まで送ってほしい。なお紙代はしばらく取り替え、後便の送金で精算されたい。これほどまでに無理な依頼をするのは、飯料が不足し、十一月分までしか工面できないからだ、と訴えかけたのである。

本来なら就学に直接、関係する費用は、大きく減らすことができないはずだ。これらの方策は、考えられる最大の譲歩といい得るかもしれない。

涙ぐましい努力

当然ながら、生活費・備品類調達は、さらに細かく出費を切り詰める必要があった。月代《さかやき》を剃るのも、三人で互いにおこなう。馴れないことだが、いくぶんか上達したようだ。書簡では、足袋を二足ほど正月までに送ってほしい、継ぎ切れの足袋があればそれも糸といっしょに回してほしい、と頼んでいる。自分で繕《つくろ》いもしたのだろうか。

『鴉軒游戯』収載の石渡宗伯書簡には、「小箪笥の一つでも購入したいが、なるべく我慢して、購入を見合わせようと、三人で相談した」とか、「今日は古道具店などを回って、行灯《あんどん》や机を買い求めた」といった文面すらみえる。いよいよ手許が心細くなった三人は、京都到着以降、懇意にしていた南部有一に相談をもちかける。

食生活の実態は不明だが、漬物を仕込むなど、ある程度は自炊したようである。「上京日記」十一月十五日記事に「（新宮塾は）休会、礼もなし、午後切漬抔《など》しこむ、但し大根百本」、十二月四日記事に「同（風気ニ付、何レへも不出）、今日大根あらい」とある。

かくもつましい彼らの遊学生活は、本書「医を学ぶ場所」章で、大槻玄沢《おおつきげんたく》が批判した「京学」のありようとは、まるで懸け離れたものといえる（六六〜六七頁参照）。皆川文仲や石渡宗伯は、窮乏生活に耐えてまでも最新の学問を習得したい、という強い意思をもっていたのである。自家の生業が置かれた厳しい位置とか、府中の医界に新風をもたらそうとする義務感が、彼らの倹《つま》しい遊学生活のエネルギーではなかったか。

ところで宗伯の書簡には尚々書《なおなおがき》（追伸）があり、府中の関係者を列記し、一連の好意に礼を述べている（「尚々井筒屋　幷《ならびに》近所之衆へ宜敷被仰聞可被下候《よろしくおおせきかせくださるべくそうろう》、奥村・斎藤・其外同列中・懇志之人々へも御序《おついで》宜敷　被仰達《おおせたつせられ》可被下候《くださるべく》」）。対象は、①府中の豪商「井筒屋」、②「近所之衆」、そして③「奥村・斎藤・其外同列中・懇志之人々」となっている。②が具体的に誰をさすかは、定かでない。また③は、府中医師中への謝意だが、ここで奥村・斎藤の二名だけを書き上げたのは、医師仲間内部における彼らの地位（奥村は医師筆頭・医学所の漢方都講、斎藤は蘭方都講）に配慮したからだけではなく、あるいは京都遊学の実現を後押ししてくれたとか、背後関係も影響するのかもしれない。

洛中に部屋を借りる

さて、十月中を松村屋で過ごしたものの、あいかわらず諸経費は不足しがちで、さらなる節約が彼らにとって喫緊の課題となった。十一月八日付の石渡宗伯書簡に、

> 松村や方に罷在候得は至極実意に世話致呉候へ共、一日賄《まかない》百弐十文、外に油・炭類は自分払、彼是《あれこれ》一ヶ月弐歩弐朱斗《ばかり》費にて筆・墨・紙類之代は手支《てづかえ》申候《もうしそうろう》

とみえ、一月二歩で生活するという当面の目標が、早くも覆されてしまう。

厳しい事態を打開するため、皆川文仲たちは、いよいよ松村屋からの転宿を決意する。「上京日記」によると、十月晦日、南部有一宅に三名で赴き、相談をもちかけたところ有益な助言があったのか、その日のうちに借宅探しをはじめることとなった。

当初、御幸町《ごこまち》通・富小路通あたりを物色し、翌十一月朔日には、柳馬場通付近の借宅を

いろいろと見て廻った。当日は月初ゆえに、途中、新宮塾へ出掛け「御礼」に臨み、その後また、河原町通に近い鍋屋町の近江屋に寄宿する「七山氏」（府中関係者か）のところで借宅の相談をした。数日のあいだに、三人で三〇軒ほど下見に回っている（図26参照）。

ところで、先にも引用した、津村淙庵《つむらそうあん》の『譚海《たんかい》』に、次のような一節がある。

> 諸国より上京止宿書生宿、三条上ル所・夷河《えびすがわ》通又竹屋町《たけやまち》にも有、大《たい》てい畳一でうにて銀壱匁《もんめ》ほどづつのあたひ也、又借《かし》座敷は三条より四条の間、新川原町《しんかわらまち》又其表通木《き》屋町《やまち》にもあり、座敷大小によりて直段高下あり、大てい金弐歩より壱両まで也、京都に知る人あらば請判致《うけはんいた》しくれ、証文壱枚にて早速移住なる事也

医師に限らず、学問修業のため短い期間、上京する者を対象に、借宅業（「借座敷」）が成り立っていた。これは店借《たながり》と違い、請人をとることもさほど困難ではない。借宅は台所道具などが備え付けてあるのがふつうで、部屋を借りる者は、ほとんど何も調達する必要がない。これらの借宅が集中するのは、三条通・夷川（河）通・竹屋町あたりである。

転宅経費の試算

結局、彼らがみつけた借宅は、富小路夷川上ル東側中ほどに位置する表貸家で、四畳半と六畳の二部屋、手付金は三〇〇文であった。広さも手ごろで、賃料は月九〇〇文、新宮塾にも近く、便利なように思われた。

借宅「屋主」から寺請証文《てらうけしょうもん》の提出を求められたので、京都到着直後に参詣した、超勝《ちょうしょう》

室町通
烏丸通
車屋町通
東洞院通
堺町通
柳馬場通
富小路通
御幸町通
河原町通
木屋町通
新河原町通
竹屋町通
夷川通
二条通
押小路通
御池通
姉小路通
三条通
蛸薬師通
四条通
仏光寺通
高辻通
借宅
新宮凉庭室町邸
井筒屋忠兵衛
書肆若山屋茂助
船曳卓堂宅
多田秀次宅
広瀬元恭宅
本能寺
超勝寺
南部有一宅
福井屋重助
鴨川
四条夜店
祇園
松村屋
鍋屋町

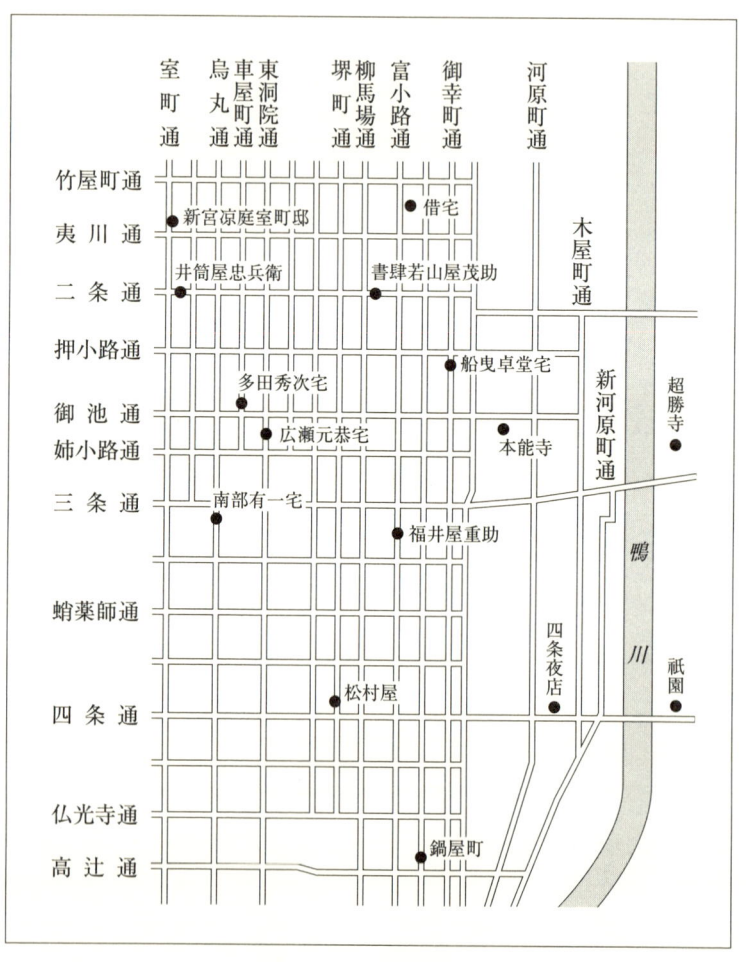

図26　京遊学関係地図

寺《じ》の方丈《ほうじょう》（住職）に証文の作成を依頼したところ、快く引き受けてもらえた（十一月三日記事、五日に証文を受け取っている）。この当時、京都で部屋を借りる場合には、公儀の指針で何らかの身元保証書が必要だった。五日には「町老人」（町役か）のところへ挨拶に赴いている。

転宅にさいしては、証文作成の経費以外にも、町に納める費用が必要だし、道具も新調するのなら、たいへんな物入りとなることも十分予想される。宗伯は、妻の実家（橋本家）に宛てた書簡（十一月八日付）のなかで、次のように試算した。

転宅をせず、そのまま松村屋に寄宿し続けた場合。宿代は一日一二〇文、約一年の遊学予定期間中にかかる諸経費は、「小遣用《こづかい》」を除くと銀四三貫二〇〇匁（金換算で六両三歩余）程度になる。他に油・炭代、旅宿に渡す「二季心付」が銀三貫六〇〇匁ほど、併せて金七両二朱四七八文、と設定できよう（A）。

一方、借宅へ転居した場合には、次のような経費を見込んでおきたい。まず寺請証文作成費が銀一両（代四五〇文）かかり、町に支払う諸費が二貫文である。寺に渡す盆と正月の二季心付が八〇〇文で、以上は、借宅時に限った支出である。加えて、家賃（九〇〇文）・番人布施米料《ばんにんふせまい》（一〇〇文）・番銭《ばんせん》（一〇〇文）・米代（五貫四〇〇文）・野菜料（一貫五〇〇文）・炭油薪代（一貫文）など細々とした経費、さらに臨時小遣用の七五〇文を確保し、計金一八両余。一人あたり金六両と銭一貫一〇〇文を見積もる（B）。

AとBの差を勘案すると、松村屋を出て部屋を借りたほうが、金一両以上の経費削減に結びつく。この結論に達したから、三人は転居を実行に移したのである。

借宅への引っ越し

十月六日、皆川文仲は、船曳卓堂邸からの帰り道、夷川通のあたりで釜を購入、次いで四条通に出た夜店で、茶碗・ホウキ・薬刀・土器などを求めた。翌七日には、それらを携えて、石渡宗伯が借宅の煤払いに出掛けている。『鶚軒游戯』によると、転居にさいし、南部有一から畳六枚・襖四本、他に小道具類の提供を受けた。これらはもともと勝山の安田家（宗伯仲弟の養子先）の所有物で、有一に預けられており、持参金を使い果たし手許不如意となった三人をみかね、有一が提供を申し入れたのだという。当初、道具付きの住居も検討したものの、家賃が高すぎるとの判断で断念した経緯もある。これらいっさいの荷物を借宅へ運び、夕方ようやく宿へ戻った。

三人は引っ越し当日の八日まで、松村屋に滞在した。未払いの飯料は、三人分あわせて一〇匁ほどあったが、彼らの手持ちがないので、卓堂が立て替えた。本来、府中から遊学費用を持参する予定の久七が遅延し、三人は経済的に大ピンチだったのである。

手持ちの銀は、三人合わせても一貫文に満たず、そこからまず薪代を確保すると、後は二・三日分の米代が残るだけだ。先月、久七が帰国するときには、六日ごろ上京すると話しており、転居を手伝ってもほしいし、そのタイミングで仕送りが届けば好都合だと思っていたのに、いまだ久七は到着せず、かなり困惑している（十一月八日付書簡）。

京都到着から一ヶ月半ほどしか経ってないが、書籍など荷物は相当に増えたのだろう、当日は、朝から五、六度、宿と借宅を往復し、荷物を運ばねばならなかった。もちろん、人を雇えば費用が嵩むし、久七にも頼めないから、すべて自分たちで重荷を担いだ。宗伯はその苦労を「中々国元にては左様の事は出来申さず」と述べている。

転居にさいして調達した道具類は、不要になれば半値くらいで売却したいし、三ヶ月も使えば、採算がとれる。遊学予定の一年なら決して損はしない、といった判断が三人にはあった。当初から長期的な計画で倹約を掲げていたが、それが皮肉にも転居時点の一時期、彼らを厳しい経営状況に追いやったのである。

「上京中諸事控帳」の構成

ここまでに引用した数点の石渡宗伯書簡は、総じて彼らが遊学経費の工面に苦悩したことを赤裸々に物語っている。一方、文仲の「上京日記」をみても、経費に関する具体的な数値はほとんど確認できないが、幸い「皆川家文書」のなかに、滞在中の収支を記録した勘定控帳が一点だけ残されている。「上京中諸事控帳」と表題の付けられたその史料は、横帳形式で、全部で二一丁を数えるにすぎない、薄い形状のものである（図27）。作成の年代は記されないものの、内容を

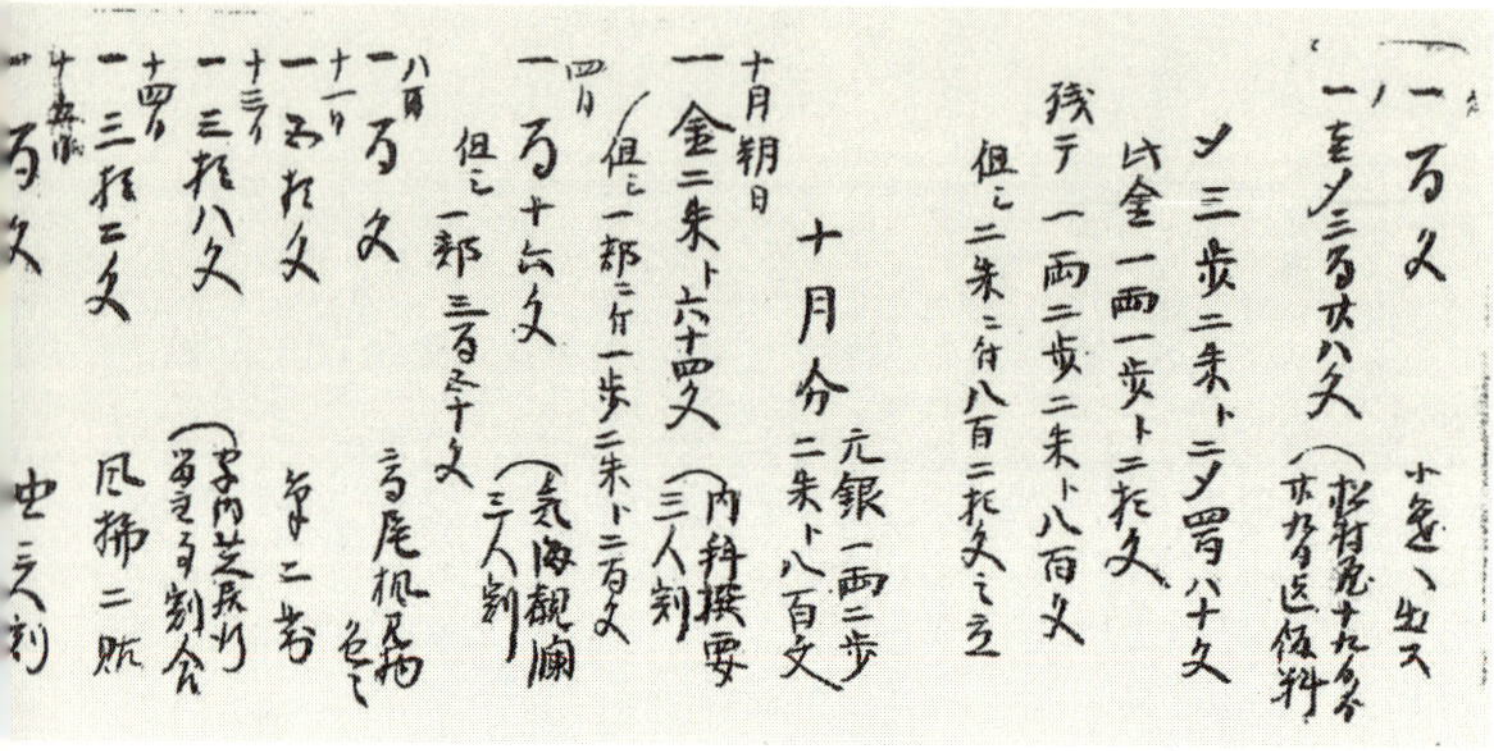

みていくと遊学出発後、翌一八五四年（嘉永七）九月十三日までの状況が具体的に判明する。

帳面は、次の(a)〜(g)の七項目に分けられている。掲載順に概要を示そう。

(a)「書物類」…史料冒頭に、九冊の書籍名が列記されている。次項で詳述したい。

(b)「衣類帷子之部」…欄の最初に「紋付一・越後一・常衣二」とみえる。皆川文仲が府中から持参した衣類と思われる。続けて単物二点・袷《あわせ》・綿入三点・肌着五点・羽織類七点・雑物（帯、足袋など）の項目があり、それぞれ点数を記している。さらに枕・五幅布団・三幅布団・手拭・風呂敷・犢鼻《たふさぎ》（褌《ふんどし》）などがみえ、あわせるとかなりの分量に達するので、京都で買った品物や、後日別送のものも含まれるのかもしれない。

(c)「入金」・(d)「出方覚」…遊学期間中、文仲が学

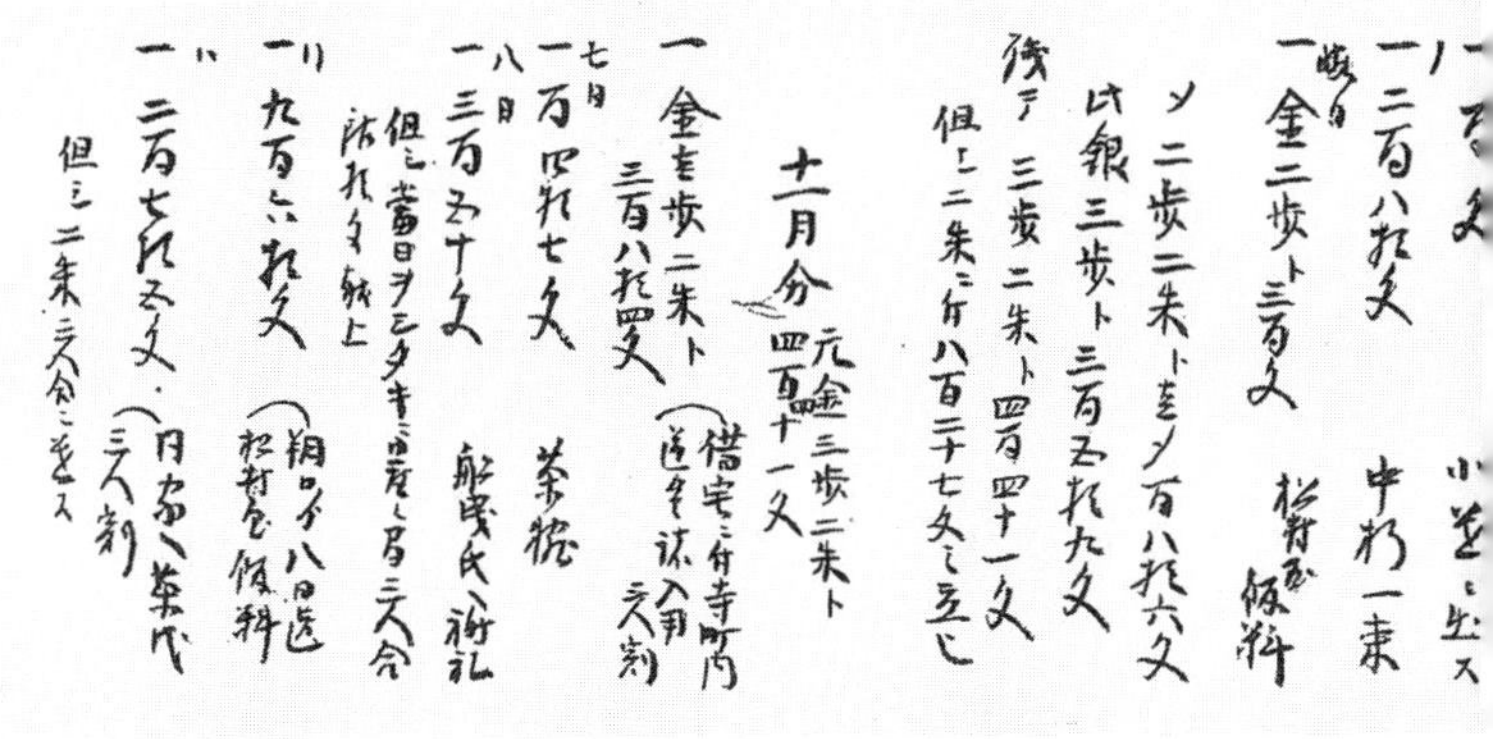

図27 「上京中諸事控帳」(東京大学総合図書館所蔵)

表11　土産物道具類諸事入用一覧

日　付	内　　容
8月中	大小サゲ緒，コマ2ツ，針2箱，ツカ袋1ツ，ランセイ板・三抜針磨代，キせる，さくり（手鎖）1本，ふしのこ7包，つづら手付渡ス
9月2・3・5日	肉挟1丁，荷縄2筋，葛箱布代，葛籠代
9月7日	懐中手しほ，煙草入，おしろい，げた
9月8日	扇子16対，献上扇子割，ゆへし（菓子），煙草入，硝子壜，献上ゆへし割，本かんさし
9月9日	筆墨，わげ，おしろい，2両入ビン2ツ，扇子，竹ケな，ふしのこ，表具，枝折，南部ギ3人割酒2升，乳ばち
9月10日	寺3人割，献上筆割，書状袋，枝折，具足，きせるとおし
9月11・12日	羽織緒，馬とゆ割，福井屋敷音物割，かましき，紅

（出典）「上京中諸事控帳」(皆川家文書)

資をどうやって準備したのか、府中での集銀の具体像が明らかとなる。支出の概況は「上京日記」の記事を裏づけており、また日記の現存しない時期の動静を補強する好材料となり得よう。(c)・(d)に関しても、後の項で詳しく検討したい。

(e)「帰国ニ付廻り金二両之内土産物道具類諸事入用」…「土産物」とあるように、帰国にさいし持ち帰った、身の回りの品々が中心である（表11）。全品目を確定できないが、いずれも府中の医師中や、親類・知己の藩士などへ配布されたのだろう。肉挟・硝子壜《がらすびん》・乳鉢などは、文仲自身が今後の診療活動で使うための道具とも考えられる。勘定には、京都で世話になった南部有一や、超勝寺への謝礼も含む。また「献上ゆへし割」「福井屋敷音《いん》物《もつ》割」は、おそらく同じ意味合いの項目で、帰国後に領主や医師中などに御礼回りで配るものらしい。いずれも「割」とみえるので、勘定が分担されたものと思われる。以上を合算し、各人の負担は金二両となった。

(f)「小遣之分覚」…(d)のうち「小遣」部分の詳細で、二丁ほどである。「火箸・五とく三人割」「賽銭色々」「せきだなをし（雪駄直し）」「書状一封」「茶代」などの項目がある。

(g)「両替覚」…一八五四年（嘉永七）正月二十日から八月二十日まで二二回、ほかに「帰国之節廻り金二両之内両替」として、九月二日まで五回の両替記録をまとめる。

府中から持参した書物

次に(a)「書物類」の内容を詳しくみよう。「上京中諸事控帳」冒頭に記された九冊の書籍は、上京時に持参したものと推察される。この程度の冊数なら、ふだん診療時に使う参考書を携行することも、不可能ではない（i〜viiiは掲載順）。

(i)『自家日用方函』…詳細は不明だが、名称のとおり、市販の医書ではなく、自家作成の抄本であろう。一般に当時の医師は、日常の診療活動に用いるため、蔵書から必要な部分を控えることも多いが、遊学時にもあらたな知見を書き加えたのだろうか。

(ii)『医事《いじ》譚《たん》』…府中医師田中適所《たなかてきしよ》（必大、信蔵とも。一七二五〜一八〇一）の著作『医事譚』か。一七七九年（安永八）、京都で刊行された（全二冊）。適所は、奥村良筑《おくむらりようちく》に学び、府中城下町に開業したが、一七七五年（安永四）京都に転居、そこで体得した方伎《ほうぎ》・経験をこの本にまとめている。後に淀藩・阿波藩・鯖江《さばえ》藩にも勤仕し、一七八九年（寛政元）に福井へ移住した（『越前人物志』）。

本書は、鴨軒文庫の一冊として現存する。奥付などによれば、出版は京都の林伊兵衛、「書肆《しよし》文錦堂」「紅山堂」印も確認できる。いずれかの段階で石渡家の蔵書に加えられたものであろう。収載される内容は、おもに良筑の提唱した医説である。紹介したように、良筑は生涯、著書を残さなかったから、本書はその治療手法を伝える、貴重な書となってい

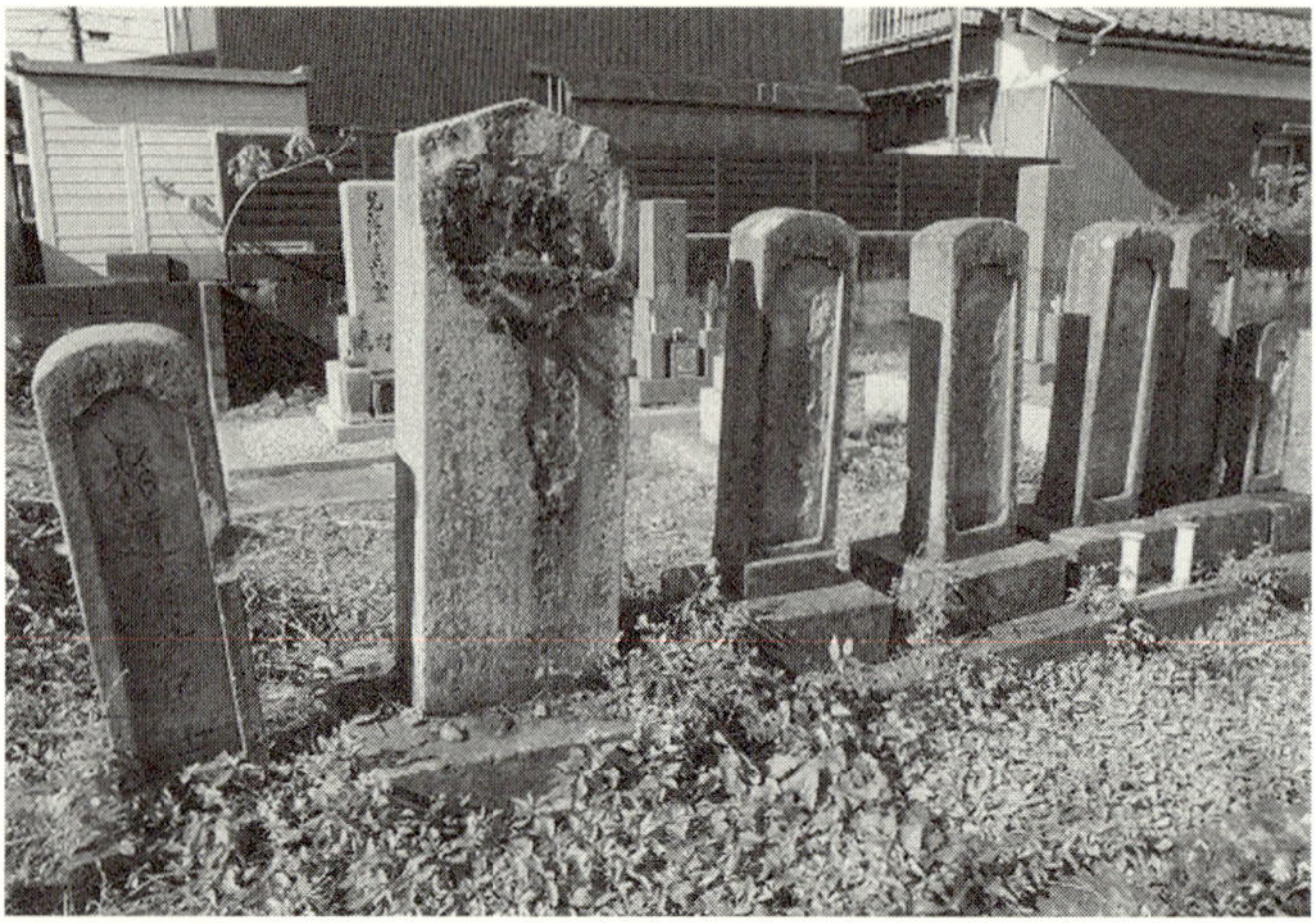

図28　田中適所墓所（越前市・龍泉寺）

る。田中適所の言によると、彼は一〇年以上、良筑のもとで学び、実際に年間数十人を吐方《とほう》の理論で治療した。適所の書が後世の府中医師によって必携書とみなされたのも、当然ではないか。石渡家三代宗伯の兄は適所の甥にあたり、皆川文仲・石渡宗伯とは遠いながらも縁戚関係にあった（図28）。

(iii)『吐液考』…『国書総目録』などによっても、該当する医書はみあたらない。奥村家が長年、伝えてきた吐方に関する書籍と推察される。なお、永富独嘯庵《ながとみどくしょうあん》の著書『吐方考』（一七六三年〈宝暦十三〉）との関連も想定しておきたい。

(iv)『筆削済急方《ひっさくさいきゅうほう》』…幕府医学館の蔵版で、多紀元徳《たきもとのり》・多紀元簡《もとやす》による著作。『広恵済《こうけいさい》急方《きゅうほう》』（一七八九年〈寛政元〉刊）の類書か。全三冊が鶚軒文庫に現存する。大坂の秋田屋太右衛門刊。跋文《ばつぶん》には、一七九〇年（寛政二）の記載がある。

(v)『温疫論』…明の呉有性《ごゆうせい》による著作である。一八世紀末に和刻がされ、畑黄山や荻野元凱をはじめ諸家が注釈・研究書を発表した。

(vi)『聚分韻略』…漢詩文を作るさいの参考となる辞書である。一四世紀はじめの成立、著者虎関師錬《こかんしれん》は、臨済宗《りんざいしゅう》の僧侶である。漢字を韻により分類し、検索の便を図った。遊学とはいえ、京都に集まる医家と交流するさいにも、漢詩の応答などの基礎教養が求められたことは、すでに述べたとおりであった。

(vii)『大和本草抜書《やまとほんぞうぬきがき》』…貝原益軒《かいばらえきけん》による著名な本草学書の抄本。これも(i)と同じく、診療の必要が生じたとき、手近において参照するための備忘録と思われる。

(viii)『続名家方選《ぞくめいかほうせん》』…村上図基《のりもと》の著した経方書、一八〇四年（文化元）刊行である。著者の経歴は不詳だが、富士川游《ふじかわゆう》『日本医学史』（裳華房、一九〇四年）によれば、黴毒《ばいどく》科に長じ『黴瘡秘録別記《ばいそうひろくべっき》』（一八〇八年〈文化五〉刊）などを著している。鶚軒文庫所収本の『続名家方選』は、一八五一年（嘉永四）に書き写されており、皆川文仲らがこれを活用していた可能性は高い。

そもそも京都遊学は、最先端の医学、とりわけ蘭方の知識・技術を習得することに重点が置かれた。だが彼らは、それまで治療の根拠としていた学問、漢方医論を遊学の場に持ち寄り、あえて遡上にのせ、自らの技量を鍛え直そうとしたのかもしれない。

彼らは、新宮塾や船曳卓堂らとの交流を通じて新奇の学問に接し、府中で普及する目的でそれらを筆写した。時間と経費の制約は大きかったが、その熱意は、彼らが当初から抱く信念としての、蘭方医学の優越性を、さらに際立たせる結果となったであろう。

どのような収入があったか

これまで述べてきたように、皆川文仲らが府中出発以前に計画した予算と、実際の支出には大きな較差が避けられず、京都到着の直後から、学資確保に関しては苦悩が続いた。当初からどの塾に入門するか決まっていたわけではなく、市中の評判を聞き、新宮塾を選んだが、入門金が一両ほどかかるというのは全くの想定外だったに違いない。次に(c)「入金」の項目についてみてみよう。

ここに収載された数値から、文仲の持参金や、餞別・集銀の概要が判明する。やはり他と同様に、数項目に分けて書き留められているが、区分は必ずしも明確でない。

まず、京都への往路費用について。文仲らに同行し、上京した久七に対し「道中入用引」として金二歩、「道中小遣自分持参」は四九三文、また「松森にて和三郎餞別」一〇〇文を支払った。欄外には、「波銭百文母より受取分、自分波銭合テ」と書き込みがあるので、正確には「小遣」の額が若干、増えることになる。

文仲自身の認識では、母から受け取った一〇〇文は総額から除外されている。久七への金二歩は、餞別としてはやや過分にも思われるが、彼はその後、府中との往復でたびたび重要な役割を果たしたし、荷物運搬の手間料を含むのかもしれない。

一方、別の費目では「写本二枚」五〇文（日付なし）、また「写本代入」として五四文（月不詳、二十三日）、二二文・一八文（二十五日）・二二文（二十九日）が計上されている。経緯は不明だが、他の門生に写本を提供し、収入としたのだろうか。

さらに、「年玉」名目での臨時収入もみられる。「寅年正月酒井ギ年玉（額の記載なし）」（①）、「斎藤ギ年玉」（②）として二一二文、「沢崎配分」（③）が一〇〇文、である。

①について。三人は、十月に上京した久七より追加の学費三両を受け取った。但し書に「酒井氏より書中廻ル金也、送り書別書アリ」とあり、また、翌年二月二十三日受取分も同様に記されている。「酒井」は、ふだんから交際のある武家（万右衛門）で、文仲が妻を迎えるさい（一八五八年〈安政五〉）には、願書の提出窓口をつとめている。京都遊学にさいしても何らかの援助を受けた可能性がある。

②には、「但シ三人合テ二朱一片到来、石渡ギ四百文、二人ハ二百文ツ、取申越候へ共、当時二朱八百三拾六匁ニ付三人合相分配致候」との添書が付されている。「斎藤」は、斎藤策順のことだろう。遊学中の府中医師三人に宛て、わざわざ送金したのである。

もっとも①〜③の各項目は、それぞれ就学以外の目的で使用されたらしい。①の欄外に「二月朔日上賀茂参詣之節相遣」とあるし、②は宇治行、③は嵐山行（いずれも一八五四年〈安政元年〉、後述）の旅費に充てられたようだ。

膨れあがった学資用経費

遊学期間中、学資として用意され、府中から送金された額は、総計金一三両二分であった。当初、金三両を皆川文仲が持参し、その後、計四回（十月十九日・二月二十三日・六月八日、あと一回は日付記載がみられない）にわたり、久七からおよそ二両ずつを受け取っている。

その他にも、定友村《さだとも》（現在の福井県越前市）の彦左衛門が上京したさい、二回ほど、計三両の借金をした。同村は、府中東方の五箇《ごか》地方にあり、越前和紙を特産とする。江戸時代を通じて、福井藩領であった。府中は、京都への途上に位置している。

送金ではなく「借金」とされており、想定外の学資不足に悩んだ文仲が、緊急に要請したのだろうか。彦左衛門はもともと知己か、取引関係にある者だろう。

この借銀は彦左衛門が帰国の後、府中側で精算されたらしい。後述する(d)「出方覚」に、「黒田氏借金二両酒井氏廻り金二歩出ス」（一八五四年〈安政元〉三月記事）、「七月十八日黒田氏より借金合《あわせ》テ二両ト三貫四百十九文也」（同年七月記事）と記載がある。

「黒田氏」は確証こそないが、定友村の医師黒田道庵のことであろう。彼の次男は、一八六七年（慶応三）に府中医師生駒耕雲《いこまこううん》の婿養子となっている（「皆川家文書」）。文仲は知己にある府中の酒井家に依頼、道庵に対する借金の精算を期待したのである。

結局、学資分の総額は、持参した金額の四倍以上に及んだ。また、遊学を終え、府中へ帰るさい、机・箪笥《たんす》・本箱などをすべて売り払ったが、三人分を合わせてもわずか金二朱余にしかならなかった。このことを踏まえても、彼らがいかに厳しい資金状況下で遊学にいそしんでいたかは、瞭然である。

事前の見通しが甘かったことについて、「上京日記」は何もコメントしていない。ただ留意したいのは、この遊学では公儀＝府中領主からの学資支援がまるでなく、あくまでも医師個人の持ち出しであること、府中内外の商家など、協力者を自身のルートで開拓し、彼らの援助を経て、ようやく成り立ったという事実である。

嘉永七年分の支出概要

本章の最後に、(d)「出方覚」の項目を取り上げよう。一八五四年（嘉永七）の状況に絞って、収載されるデータを表12にまとめてみた。

皆川文仲の「上京日記」は、前年十二月晦日までの記事しか収載していない。一方「上京中諸事控帳」は、遊学中の全期間を対象としているので、これを詳しくみていけば、翌年分の遊学がどのように進んだのか、記録のない部分も、ある程度フォローできることになる。

（表12つづき）

7月	朔日より10日迄諸入用，小遣へ渡ス，飯費 100疋ト3〆619文
14日	200文：新宮土産，祝儀酒5舛4人割
	100疋：新宮ギ盆謝礼
	416文：松万へ蚊帳借賃700文之処へ金2朱相渡候両人割
	360文：船曳ギ謝礼，銀7匁割
閏7月	半紙10折，筆9本，墨1挺，十日迄飯費，小遣，砂糖，中旬飯費，下旬飯費，炭半俵 3〆460文
2日	35文：本再とぢちん
8月	風呂借賃，十日迄飯費，半紙1束，小遣，廿日迄飯費，愛宕山参詣之節諸入用，小遣，廿一日より飯費 4〆18文
27日	212文：本7冊表紙
9月	六日迄飯費，小遣 1歩ト845文
7日	180文：病気之節薬代
9日	410文：船曳氏割，但し金2朱，両人合
13日	金1歩：松万へ6日より13日迄
	（200疋：道中入用）別勘定

（註）記載順に表示．太字は出銀高

（出典）「上京中諸事控帳」（皆川家文書）

表12　上京中の諸経費（嘉永7年）

日　付	内　容　項　目
1月	半紙，元日より十日まで飯費，小遣，十一日より廿日まで飯費，廿日より晦日まで飯費，家ちん，小遣ニ出ス，柚木ギ香料 3〆87文
13日	331文：新宮先生香料5人合1歩指上之割
29日	75文：写本3冊トヂチン
2月	筆，半紙2束，飯費，巻紙100枚，書物箱1ツ，筆9本，家ちん 3〆480文
3月	飯費雑用，半紙2束，長楽寺花見，小遣へ出ス，炭油代 3〆964文
2日	350文：船曳氏へ上巳ニ付祝儀3人割，但し銀10匁也
17日	38文：本ノ表紙鼠噛取直
晦日	420文：扶氏遺訓表紙，但し12冊
4月	筆5本，松尾神輿桂川御渡り見物之節，飯費雑用炭油共，小遣，金閣寺拝見7人割1人分，右之節附合，炭油代 3〆478文
16～17日	949文：叡山より坂本祭礼見物，夫ヨリ近江八景，夫より宇治へ廻ル中，唐崎ニテ一宿入用
5月	重五割合，飯費油炭共，家ちん 4〆482文
1日	344文：船曳氏謝礼3人割，但し銀10匁
15日	280文：窊篤児8巻表紙代
20日	700文：病学通論1部
29日	418文：沢崎ギ箪笥売呉候様申来候へ共，両人合ニ金2朱贈，帰国迄之借代1人分也
6月	ゲタ1足，飯費炭油共 4〆194文
23～27日	2朱700文：大坂行

なお、表12や前掲(c)「入金」の記載を総合すると、彼らの遊学は、同年九月十三日まで続いたことが判明する。

(d)「出方覚」は、飲食代・小遣・家賃はじめ、日常の経費を細かく書き留めている。表12では遊学に直接、関係する重要事項を、別の行に記した。たとえば、彼らの師である新《しん》宮涼庭《ぐうりょうてい》は、一八五四年（安政元）正月九日に亡くなり、十三日の項に「香料」三三一文が計上される。宗伯ら三人でなく「五人合」とされる点は不明だが、他の門弟と連名にしたのだろうか。

表12にみえる出費項目を概観し、およそ次のように特徴をまとめておこう。

(1) まず、書籍購入・貸借に関する費用が目立つ。彼らは積極的に写本に取り組んだが、その製本代などが多く計上されている。写本の厚薄に拠るが、一冊につきおよそ二五〜三五文ほどかかっており、無視できない出費である。

筆・紙についても、期間中に何度か購入している。この年に限れば、筆は一本一〇文程度のものを二四本、半紙は六束と一〇折、巻紙一〇〇枚を求めたが、束あたり単価は、二五〇〜二八〇文であった。このように、筆紙を大量に購入した事実からも、遊学中の作業主体が医書の書写にあったことを確かめることができる。

コストパフォーマンスは、どうだろうか。前年の十月、船曳卓堂より借りた『扶氏《ふし》遺訓《いくん》』は翌三月に表紙を付け、写本を作成した。卓堂への謝礼分を除くと、表紙代四二〇文と筆・紙代が実質的な経費となる。一方、三人が共同で購入した全一八巻本『内科撰要《せんよう》』は、一人あたり代金二朱と六四文だった。『医範提綱《いはんていこう》』が三五〇文、『気《き》海観瀾《かいかんらん》』も一一六文の負担にすぎないが、『扶氏遺訓』が合計一二冊本であることを踏まえると、作業の手間さえ厭わなければ、写本は購入の約五〜七分の一ほどの経費で賄える計算になる。そのためか、当年に購入した医書は『病学通論』の三冊本のみであった。

文仲らは『病学通論』を七〇〇文で購入した。前段の書籍代と比べると、かなり大きな出費といえよう。五月二十日に購入、翌六月には大坂へ出かけたようだから、あるいはこのとき、洪庵の適塾に立ち寄ったのかもしれない。日程の余裕を考えれば、適塾《てきじゆく》での就学は叶わないが、文仲の心情を根拠なく想像するのも、またおもしろい。

(2) 当然のことながら、遊学先への謝金が最も大きな負担となっている。史料によれば、七月にまとめて祝儀・盆謝礼などを含めて支払っており、月謝に相当するような経費項目は、さしあたり確かめることができない。

一方、卓堂へは正式な入門こそしていないが、京都到着直後からいろいろ支援を受け、必要に応じて、しかし頻繁に謝礼が支払われている（二月、五月、七月、九月）。

三人割で一人三五〇〜四〇〇文程度、という礼金は、当時の相場と比べても決して高いとはいえないが、あるいは写本用のレンタル代が勘案されたのかもしれない。

(3)　きわめて臨時的な出費も、いくつかみうけられる。四月の比叡山《ひえいざん》・坂本《さかもと》・近江《おうみ》見物、六月の大坂行は、おそらく観光目的だろう。他に東山長楽寺《ちょうらくじ》へ花見に出かけたり、嵯峨・宇治方面まで足を伸ばした記録もある。

また、五月二十九日記事によれば、沢崎諷士が以前に使っていた箪笥を帰国時まで借り、代金を文仲・宗伯が折半し、四一八文を支払った。なお、七月・九月記事の「松万」は、旅宿「松村屋万次郎」のことである。帰郷直前は、またここに宿泊したらしい。

府中医師にとって遊学とは

皆川文仲《みながわぶんちゅう》・石渡宗伯《いしわたそうはく》が、医学修業の場を京都に求めたのは、どのような判断からなのか。宗伯にかかる個人的事情は、一〇四～一〇五頁で紹介したとおりであった。最新の学問を習得したいと切に願い、遊学を決意してからの行動には、彼らなりの判断に加えて、越前国府中《えちぜんのくにふちゅう》という地域社会の背景に由来する、独自の論理が影響している。

京都と府中のつながり

最大の要因は、京都と府中の距離的な近さ、古くから築かれてきた経済・商業上の深い関係にこそ求められる。そしていまひとつ、京都という土地が、府中医師にとって医界の源流とみなされ、そもそも重要な意味を有していた事実がある。

府中医界に高名を刻んだ初代奥村良筑《おくむらりょうちく》は、上京して独自の研鑽を重ね、吐方《とほう》の医論を大成した。また、彼の弟子である田中適所《たなかてきしょ》も、宝暦期《ほうれき》（一七五一～六四）の痘瘡《とうそう》流行時、府中領の医療発展に貢献した後、京都へと活躍の場を移している。これら先達《せんだつ》の事績は、京都と府中を結び、心理的な近接性をもたらすたいせつな逸話となった。

さらに、幕末期における蘭方医学普及の状況をふりかえると、京都の日野鼎哉《ひのていさい》の学派が当地に影響を与えたことも大きい。とくに斎藤策順の活躍は、府中領にとどまらず福井本藩の医界とも連動し、笠原良策《かさはらりょうさく》（一九一～一九三頁参照）が主導する種痘《しゅとう》活動を支えた。

文仲・宗伯が遊学を決意したころ、府中には、医師の遊学を支援する公的なシステムがまるでなかった。そのため彼らは、自分たちの意志を唯一の拠りどころとし、先祖にまで及ぶ深い由縁と、周囲の学統・知己との関係に依拠せざるを得なかった。

このように考えると、文仲・宗伯の遊学は、確かに個人的な契機で実現したけれども、一面では、各家をとりまく生活環境とか地域社会の特質、医界の動向などの多様な要素が複雑に絡み合っている。それらが時宜を得てはじめて、遊学は実現したといえる。

幕末期府中医師の遊学

府中領の場合、周辺諸藩の動向に刺激されてか、専門教育機関設立の気運は、少なくとも一九世紀初頭から高まっていた（九一～九二頁参照）。ただし、医学館の設立は幕末、元治期（一八六四～六五）と決して早くはない。すでに述べたとおり、医師が病用や就学目的で府中を離れる場合、役所に対して事情を記載した届書を提出するルールがあった。皆川文仲の「日記」一八六七年（慶応三）以降の記事をみると、他行願書の写しが全四三例、収載されている。

願書に掲げられた他行の事由は、「病用（患家への往診）」や「無拠《よんどころなき》用事」がほとんどである。文面は、「私義、三国魚屋次郎八方病用申来候、依之《これにより》明廿日より廿二日迄之御暇《おいとま》被下置《くだされおき》候《そうろう》様《よう》奉願《ねがいたてまつり》候《そうろう》」（一八六七年〈慶応三〉三月十九日、生駒耕雲《いこまこううん》の例）のように、簡潔なものであった。用件の詳細を示さないのは、ときに遊興をともなうからだろうか。

医師自身が養生のため「湯治」に出向くケースは七例、「医学（修業）」は九例あって、半数はその延長願である。行先は、福井が最も多くて七例、京都は二例にとどまる。就学内容の詳細は、ほとんど記載されていない。

たとえば、一八六七年（慶応三）三月十五日、府中医師子息奥村健斎の提出した修業の願書は、同月十七日に許可が下り、十九日には福井へ向け出発している。一方、前年の暮には府中医師子息前田松鶴も福井への修業願を口上書で提出したものの「未夕調・不調之御返答無之ニ付」願いを取り下げた。また、一八六九年（明治二）五月朔日、奥村坦哉の場合は、師匠である福井藩医橋本彦也《げんや》（綱維、橋本左内の弟）の上京に随行を希望するも「差支《さしつかえ》ニ付」却下されている。詳しい理由は不明だが、維新期の動乱にも関わって、この時期の他行願書は必ずしも希望どおり許可されなかったのだろう。

遊学に代表される積極的な就学の姿勢、その蓄積が地域社会の医療環境を成熟させたことは、これまでみてきたとおりであった。その一方、医師集団は各医師がおこなう診療行為の内実に責任を負ったから、学問習得のありように関して見解を表明する場合があった。たとえば、医家相続の局面である。

医家の相続と就学履歴

ここでその一例を掲げよう。一八五九年（安政六）、石渡宗伯の師でもあった、縣《あがた》（道《どう》策《さく》）家の相続に関わるケースである。縣家は代々、府中領主本多家に仕える由緒を有し、縁戚関係の詳細は不明だが、皆川家と縁戚の間柄にあった。天保期ごろの史料には「西県氏」「東県氏」とみえるから、複数の家筋をもっていたことも確認できる。

「皆川家文書」でも、一八四三年（天保十四）以降、「縣道策」の名前は何度か登場する。縣家の六代目であろう。彼は一八四四年（弘化元）十一月以降、本多家の奥医をつとめ、一八五六年（安政三）十月に仮除痘館《じょとうかん》の監館を任ぜられたが、一八五九年（安政六）六月二十六日、当時流行したコレラが原因で死去している。

当時の医師筆頭山崎良元が、目付《めつけ》に宛て提出した願書（「皆川家文書」中の「日記」）によると、縣家は「先代より二三代も中年ニて病死仕候事打続」との状況とされ、道策死後、家の相続が差し迫った課題であった。そこで後継者として、一七歳の「要介」が登場する。要介は「元来読書等ハ一向不得手」で「殺生抔《など》好物」とする気質にあったが、まずは家の相続を念頭におき、良元のもとで三年近く「調合手伝」＝修業をした。

しかし、良元は彼が医師としての技量に乏しいとみて「京学《きょうがく》抔《など》為致《いたさせ》候見詰《みつもり》も無之」と評価を下した。医師ではなくむしろ「武門」＝武家へ転じれば、家運が開けるかもしれない、「神仏へも御鬮《くじ》相窺候処、武門ニ相成候義、別段宜敷《よろしき》義《ぎ》下り候ニ付一決」、すなわち、神仏鬮の判断も得て武門への転進を勧奨し、これを公儀に願い上げたのである。

医師の家を継ごうとする者は、修業を名目とし「京学」をおこなうのだが、要介の場合、京都遊学への派遣にすら値しないと判断されてしまった。この場合、家の存続がまずは喫緊の課題と考えられたから、そのための最良の選択が為されたのである。

医師筆頭の下した判断

以上のケースで医師筆頭のとった行動を、私たちはどのように評価すべきだろうか。私は、山崎良元が縣要介に施した教育、勧告など一連の行為は、彼が担うべき役務上の責務を忠実に果たした結果と評価したい。

すなわち、医師の家を継承する予定の者について、彼が家を相続するに適当かどうか、査定する役割が医師筆頭には求められたからである。たとえば、本書「医を学ぶ場所」章に紹介した仙台藩の例で、大槻玄沢《おおつきげんたく》が「老輩にて頭立候者《かしらだちそうろうもの》」の主導を要請し、藩医中全体の利益を踏まえた適切な判断が不可欠、と説いたことは、これと同じ理屈だろう。

医師筆頭の良元は、医師中がおこなう診療行為の中身を一定のレベルに維持する責務を負った。たとえば前掲のように、遊学時の「他出願」の手続きは医師筆頭がまとめておこなう。つまり学問の研鑽を目的とした行為に関しても、それを決裁し、医師の行動を監督する役割を担っていた。

当時の社会は、職業の選択について、現在とは比較にならない縛りを有したが、一方で「家」の相続に関していえば、それぞれの分野で独自のルールが定められていた。それは現代の受験戦争がそうであるように、就業の前段階として所定のレベルの学校に合格する事実を要求されるといった、いわば暗黙の了解とも似た様相である。つまり集団の論理に基づいてメンバーを査定し、生業を維持するためのリスクを回避しているのだ。

医師集団の役割と社会

地域の医療を担う医師集団の構成員が誰なのかは、医師自らが決める。府中医師の示したこのポリシーは、実は、江戸時代の身分集団がふつうにもつ、本来的な自浄作用であり、地域医療の質的な劣化を未然に防ぐ目的でおこなう、彼らの厳然たる決断でもあった。もちろん、近代以降ならば、その種の手続きは国家がするべきことだ。府中でも専門教育機関は設立されつつあったけれども、それが依然として機能を果たしていなかったために、医師筆頭＝集団がそれを代替したにすぎない。要介への勧告が医師筆頭の独断かはわからないが、医師仲間内部で何らかの合意形成を得る手続きがとられたことも、十分に想定されよう。

要介は、医師筆頭の指示に従って医を廃業、武士として再出発を期した。本多家の用人を介し、皆川文仲へ仰せ渡された家老の指示には、「今朝、県要介儀、内達の趣もこれありにつき、武門へ召し仕わせ候旨仰せ付けられ候、右に付き、同人家伝薬法の義は貴様へ相譲り候様、仰せ出され候間、左様御承知成さるべく候」（筆者による読み下し）とある。医業から足を洗った要介は「家伝薬方之義」を文仲へ譲り渡すよう指示された。さらに彼の所有した道具・財産類も処分されたことが、皆川家の記録よりうかがえる。

同じ史料に書き留められた要介の発言によると、縣家が医師の家業を捨て「武門」へと転じた理由は、家計が逼迫したから、との理由で一貫している。彼はまだ若年であって、母も老年ゆえ、生活状況は困窮していた。そのため診療に用いる道具一式を売り払うことで事態を打開しようと画策したが、それはすなわち、家業の放棄を意味した。

医家を相続することの意味

縁戚関係があるとはいえ、皆川文仲はまるで惜しみなく縣家に援助をおこなった。地子銀《じ(ち)しぎん》の支払いはもとより、先祖への申訳をも慮《おもんぱか》って、文仲自身が縣家の屋敷へ転居することまで提案している。だが結局、縣家は、医家の存続を選ばなかった。このような場合、江戸時代の通例では、養子を招き、家を維持する選択も十分にあるのだが、要介は自ら、生業を放棄したのである。そのような判断に至った要因は何なのか。これについて私は、次のふたつの理由を想定している。

第一は、日記・書簡類で強調されたように、経済的な逼迫《ひっぱく》、家継承のため一定の財力が必要とされた、社会の実情である。

そして第二に、医という生業の専門性・特殊性である。文仲は縣家の親類として、経営支援の意味でさまざまな対策をとり、その結果、家の存続自体は担保できた。だが、要介本人がひきつづき医を生業に選ぶことに関しては、何らの手段を採り得なかった。

要介は、医家の嫡子として、やがては家を継承する者と認知されていたであろうから、彼が医を業とせず、武門へと転ずるという判断は、府中医師中の規模を恒常的に維持する観点からも、大きな問題となったはずだ。そのような事態に直面し、府中の医師集団は、シビアにも所定の機能を果たすのみであった。

同種の判断は、おそらく各地でよくみられたはずだ。医家の継承は、非常に困難なことで、同じ血統をもつ者が三代以上、続くことは珍しい。そのような傾向は、統計上からも確かめられており、実際に少なからぬ医家で、養子による継承が実現したのである。

遊学に対する期待とその前提

以上みてきたように、地域の医師集団は、各医師の学問習得に深い関わりをみせた。遊学についても、然《しか》りであろう。府中の場合、医師集団の規模が小さく、縁戚を含む人的関係も強固であるなか、地域の医療環境を向上させるために何を学び、どんな成果を持ち帰るべきなのかは、すでに自明のことであった。

見逃してならない点は、文仲・宗伯がそうであったように、当時、遊学と称して他所へ出かけた者の多くが、最新の学問を習得し、その成果を地元へと持ち帰り、領内の医療環境を安定的に維持する役割を果たした事実である。

知識・技術は、一般に書籍（専門書や写本）や情報媒体（書簡など）を通じて、緩やかに普及するものだが、そこに遊学者が介在すると、都市と地方を結び、ダイレクトに最新の学問をもたらすことが可能となる。多くは幕末期以降に限られるものの、公儀＝藩が遊学行為に経済的な支援をおこなったのも、そのようなねらいがあったからだろう。最新の学問の地方普及という、必ずしも市場原理に依拠しない行為を実現させるため、遊学者に期待される役割は、非常に大きかった。

文仲・宗伯の場合、決して小さくない経済上の困窮を克服して、ようやく遊学を実現させた。そして、遊学先の京都で彼らは進取の気性を発揮し、最新の学問を貪欲なまでに習得しようと医書の購入・複製につとめたのであった。

医師にとって医書は生業の基であるゆえ、これを府中に持ち帰り、当地での学問普及に結びつけようとしたことの意味はたいへん大きく、きわめてわかりやすい遊学の獲得目標と評価できる。彼らの行動には、強烈な使命感が感じられよう。

彼らは京都から持ち帰った医書の内容を、どのように府中の医界へ還元したか。史料の制約で具体的な復元は難しいが、彼らの立場上、自家の臨床での活用に加え、遊学以降に創設された医学館を介して、効率的な普及を期したのではないだろうか。

石渡文庫に残る医書

表13に示したのは、鶚軒文庫に残された医書群のうち「石渡文庫」と題されたもの、つまり旧石渡家の蔵書の一覧である。京都遊学を果たした宗伯は、石渡家の五代目にあたるが、むろん彼以前に集められた医書もここには多く含まれている。

すでに述べたとおり、経費の都合もあって、京都遊学中、宗伯が皆川文仲・沢崎諷士らと共同で購入した医書は『内科撰要《せんよう》』『医範提綱《いはんていこう》』『気海観瀾《きかいかんらん》』『病学通論』など、数点に限られる。表13では、このうち、緒方洪庵《おがたこうあん》の『病学通論』だけが蔵書中に確認できる。

この書は、わが国最初の病理学書として知られ、洪庵の師宇田川玄真《うだがわげんしん》の学説を継承する内容である。写本というが、購入した原本は文仲、あるいは諷士が所有し、自身は写本を手もとに置いたのだろうか。鶚軒文庫には現在、三巻三冊が揃い、巻二は重複する。遊学時に購入した写本と別系統で入手した書が、いずれかの段階で交じったのだろう。

表の中ほどにみえる中環（天游）『視学一歩』について、鶚軒文庫の蔵書目録は、「游京都師新宮涼庭及涼民是書当時自写本也　慶」と土肥慶蔵の解説を付している。「上京日記」には登場しないが、同書も遊学中に写されたのである。

年記の判明するものは、限られている。冒頭の「医療書」は、一七八七年（天明七）の写本とある。これは石渡家で蓄積された治療方法のノウハウを書き留めたもので、後掲「膏薬、洗薬方」「雑方集《ざっぽうしゅう》」や、石渡明敬『本草《ほんぞう》薬品録』も同じ性格の書であろう。

表13　石渡文庫の架蔵書目

医療書〔天明７年８月〕
阿蘭陀流外療書（外科療治書）
黴瘡新書
阿蘭陀流秘方（吉雄伝）
恵美三伯方（暁成堂丸散方）
温疫論上・下（台州園随筆之十四）〔文化８年〕
香譜，菊譜其他譜類14種３冊
膏薬，洗薬方
急救法総論
究理堂方府略抄
驅豎齋方府上・下／新宮凉庭
外臺秘要方抜萃
口中一切療治
雑集（療方）
雑方集
視学一歩／浪華中環
診断論（師説筆）
尺寸十三法（杉本乙賢先生家秘抜萃）
経絡発明抜萃（菊池玄蔵述）〔天明７年〕
徂徠南留別志及和歌世話２冊／荻生徂徠
大学章句
痘瘡水鏡録（橘南谿先生著）
尚古閣痘瘡要（長州栗山先生蔵書）
導水瑣言
日用経験方（雑録方府）
白丹砂製煉方／塙寛度〔寛政７年〕
毘斯骨夫痢疫論
秘伝花鏡（記聞）
病学通論／緒方洪庵〔嘉永元年〕
武備志抜萃／茅元儀〔享和２年〕
本草綱目５冊／蘭山門人筆記
本草薬品録／石渡明敬〔天保５年〕
麻疹要論／法橋那賀山章元〔享和３年〕
薬性論（窊篤児）８冊〔天保11年〕
薬名考（古文書）／小野蘭山〔文政４年〕
薬名考／小野蘭山監定〔文化10年〕
大和本草（就正）７冊／小野蘭山
大和本草抜萃
山脇八十二方
山脇方函
蘭方製薬秘方単味能毒部
蘭方膏取方並主治

（出典）『鶚軒文庫蔵書目録』

菊池玄蔵《きくちげんぞう》『経絡発明《けいらくはつめい》』は、宝暦《ほうれき》期（一七五〇年代）の成立とされており、また、塙寛度《はなわひろのり》『白丹砂製煉方《はくたんさせいれんほう》』は、一七六六年（明和三）の異本も知られる。ただし全体を通じて一八世紀後半を遡らず、ほとんどの医書は一九世紀以降のものである。石渡家の三代が師事した小野蘭山《おのらんざん》に関係する医書・古文書や、山脇家・恵美三伯《えみさんぱく》・荻野元凱《おぎのげんがい》など、府中と由縁のある京都の医家の名前も目立っている。

加えて、外科療治方の「阿蘭陀流《オランダ》」「蘭方《らんぽう》」に加え、小石元俊《こいしげんしゅん》の『究理堂方府略抄《きゅうりどうほうふりゃくしょう》』もみられる。同じ表題の書は、越中国《えっちゅうのくに》高岡の佐渡《さど》家にも残されており、これは坪井信良《つぼいしんりょう》が一八四六年（弘化三）に写したものという。石渡文庫本との関係が注目されよう。

ただ、意外なことに、彼らの師匠である新宮凉庭《しんぐうりょうてい》の書は『駆豎斎方府《くじゅさいほうふ》』（書肆《しょし》若山屋による刊行。表9を参照）を除いて、蔵書のなかで全く確認できない。それが何故なのかはわからない。文仲の日記では、宗伯らが熱心に凉庭の講義を受け、内容を書き留めていた様子もみうけられるから、なおのこと事情が知りたいところだ。たとえば、ノートの形で彼らが持ち帰った京都の最新の学問が、府中の医界でどのように広まったのか、といった論点は、是非とも明らかにしたいけれども、現時点では不明とせざるを得ない。

それにつけても、新宮門での知見が、写本の形ですらほとんど残存しなかったことは、たいへん悔やまれるのである。

変質する医療環境

近代医学への胎動

種痘普及という画期

蘭方医学への関心

一九世紀の半ばに入り、医療環境の変質を促した要因のひとつが蘭方医学の存在にあることは、誰しも首肯するところであろう。一七七四年（安永三）、前野《まえの》良沢《りょうたく》・杉田《すぎた》玄白《げんぱく》ら蘭学者のグループが蘭訳解剖書『ターヘル・アナトミア』を翻訳し、『解体新書《かいたいしんしょ》』として刊行した。これを一大画期として、世間の医師たちの興味・関心は、あらたなステージへと進んでいく。前章で皆川《みながわ》文仲《ぶんちゅう》・石渡《いしわた》宗伯《そうはく》が実感し行動をおこしたように、多くの医師たちは、日常的な実感と社会認識の高まりを根拠に、新奇の学問である蘭方を積極的に吸収しようと試みたのである。

漢方と蘭方、両者の明白なスタイルの違いは、実際に医療を享受する社会に対しても、とうぜん大きな影響を及ぼした。本書「医を学ぶ場所」章でも述べたが、実証主義の浸透、処方や診断結果に関する秘匿性の排除、十分とはいえないまでも成果公開の姿勢を重視する蘭方医家たちは、その社会的な意義を強調した。そして、何よりも人びとにみえる形で顕著な成果を示したのは、「種痘《しゆとう》」の取り組みだ、と私は考えている。

天然痘の恐怖と種痘

疱瘡《ほうそう》（天然痘）は強力な伝染性をもち、治癒しても患部に痘痕《とうこん》（あばた）が残ってしまうことから、人びとに怖れられた病気であった。わが国では、中国大陸と交流が始まる六世紀に最初の流行が発生し、幾度も甚大な被害をもたらしたとされる。

痘苗《とうびょう》を接種し、疱瘡への免疫力をつける予防法（種痘）は、古く西アジアや中国で「人《じん》痘法《とうほう》」がおこなわれていた。これにはいくつか手法があるけれども、接種方法が難しく、人体に危険を及ぼしたり、再患の場合もあるため、より平易で確実な方法が切望された。周知のように、ジェンナー Edward Jenner（一七四九〜一八二三）が開発した「牛痘法《ぎゆうとうほう》」（牛の天然痘を接種し免疫を与え、感染を防ぐ）は、世界史上、痘瘡対策の転機となる。

痘科と人痘法

一七九八年（寛政十）のこと、幕府医学館に池田瑞仙《いけだずいせん》（一七三五〜一八一六）の主導する「痘科《とうか》」が創設された。彼は、周防国玖珂郡《すおうのくにくが》通津村《つづ》（現在の山口県岩国市）の出身であり、岩国藩医《いわくに》桑原玄忠に従って医を学んだ。瑞仙の曽祖父は、岩国に滞在した明人の戴曼公《たいまんこう》に治痘の秘訣を教わったとされる。

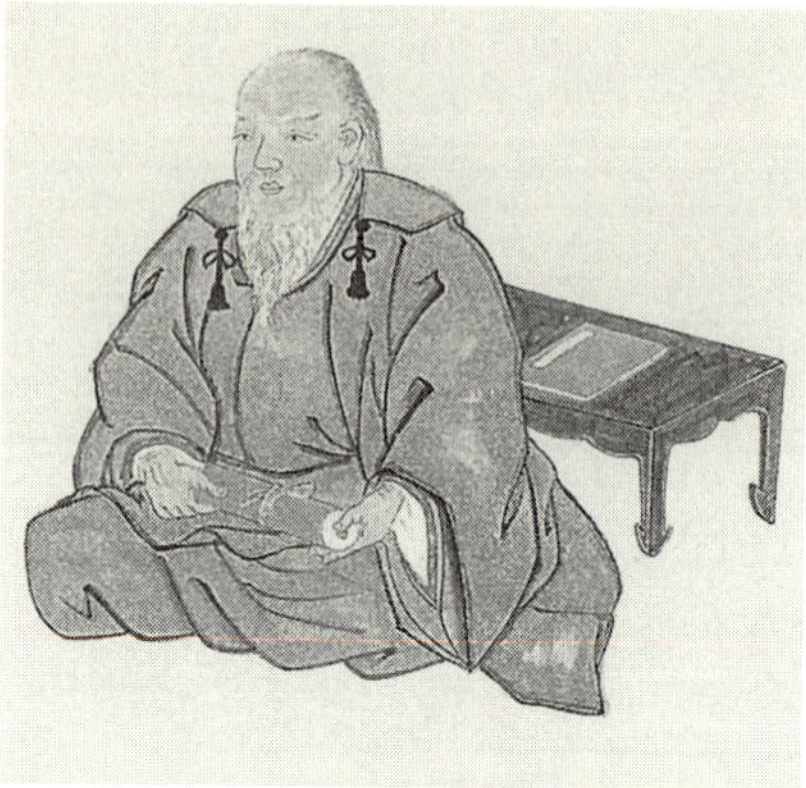

図29　緒方春朔画像

岩国藩では、痘瘡の患者に対し厳重な隔離政策をとったので被害は拡大せず、そのため瑞仙は安《あ》芸国《きのくに》宮島に移住して研究を続けた。一七六二年（宝暦十二）、この地域で痘瘡が流行したさいには、自らの治療法を試して一定の成果をあげたという。その後、大坂・京都で名声を得て、幕府へ出仕するまでになった。

一七四四年（延享元）、杭州の商人李仁山《りじんせん》が長崎へ渡り、痘痂《とうか》を粉末にして鼻から吸い込む人痘法をもたらすも、不成功に終わっていた。清代には『医宗金鑑《いそうきんかん》』『種痘新書』など種痘に関する医書が編纂され、このうち前者は、後にわが国へ伝わった。一七七八年（安永七）その部分を抜粋し「種痘心法要旨《しゅとうしんぽうようし》」として翻訳・刊行されている。

筑前秋月《ちくぜんあきづき》藩医の緒方春朔《おがたしゅんさく》（一七四八～一八一〇、図29）は、長崎で吉雄耕牛《よしおこうぎゅう》に医を学んだが、この『医宗金鑑』に接し、独自に種痘の研究を重ねた。

一七八九年（寛政元）、藩領内で痘瘡が流行すると、独自に開発した吸引法を採り入れ、大きな成果を収める。一七九三年（寛政五）には、彼自身の研究成果を『種痘必順弁《しゅとうひつじゅんべん》』にまとめた。これは、わが国初の種痘書と位置づけられるもので、人びとへの容易な普及をめざし、和文で著されている。

牛痘苗の伝播

一方、西洋や中国における牛痘法の実施状況と成果情報は、早い時期にわが国へもたらされた。たとえば、マカオにおける種痘普及についてまとめた邱浩川《きゅうこうせん》『引痘略《いんとうりゃく》』は、小山肆成《こやましせい》（一八〇七〜六二）が『引痘新法全書』（別の医師による訳書も存在する）で紹介し、京都・大坂の医師たちに広く読まれた。

紀州国出身の肆成は、若いころ京都へ出て、朝廷医師高階枳園《たかしなきえん》から医を学んだ。自身も朝廷に出仕し、市中でも開業した。天保《てんぽう》期（一八三〇年代）に熊野地方で流行した疱瘡に心を痛めた彼は、家財を売り払って牛を購入し、『引痘略』に学びながら牛痘法の開発を推し進め、一八四九年（嘉永二）、牛化人痘苗の開発に成功したという。

牛痘法の有効性を確信した多くの医師たちが、一刻も早い痘苗の移入を強く望んだ。一八四七年（弘化四）、佐賀藩医楢林宗建《ならばやしそうけん》（一八〇二〜五二）が、オランダ商館に依頼してジャワから牛痘苗を取り寄せることを、藩主鍋島直正《なべしまなおまさ》に進言したことは有名である。

その試みは一度、失敗するけれども、一八四九年七月、オランダ船の運んだ痘痂・痘漿《とうしょう》は、オランダ商館付医師モーニッケ、O. G. J. Mohnike（一八一四〜八七）の尽力により、小児四〇〇名弱に善感し、以降、これが国内各地へ伝えられることとなった（モーニッケ苗）。

笠原良策による痘苗輸入の画策

これと同じころ、福井藩の医師笠原《かさはら》良策《りょうさく》（一八〇九〜八〇）もまた、小山肆成の『引痘新法全書』に接し、牛痘法による痘瘡予防の有用性を知って、藩に痘苗の輸入を働きかけた。

一度目の嘆願（一八四六年〈弘化三〉）が上申されなかったため、彼は一八四八年（嘉永元）に再度、願書を提出し、藩主松平《まつだいら》慶永《よしなが》（春嶽《しゅんがく》）から老中阿部《あべ》正弘《まさひろ》への出願を実現させた。これには、慶永の近臣中根《なかね》雪江《ゆきえ》（一八〇七〜七七）の尽力が重要な役割を果たした。

良策は、過去にオランダ船が東南アジアから痘苗を持ち帰ろうと画策、失敗したことを承知しており、清からの輸入を願った。痘苗を運搬するため、容器の研究もおこなった。

しかし、これが実現する前に、モーニッケ苗の移入が成功し、一八四九年（嘉永二）九月には、長崎唐通事潁川《えがわ》四郎八《しろうはち》から、良策の師にあたる京都の日野《ひの》鼎哉《ていさい》まで痘苗が届けられた。幸いこれは鼎哉の門人桐山元中の息子に善感した。

十月に入り、良策は師と協力して、京都周辺で約一五〇名に接種を実施した。このころ、緒方《おがた》洪庵《こうあん》と日野葛民《かつみん》（鼎哉弟、天保末期より大坂で開業）、堺の小林《こばやし》安石《あんせき》が上京し、鼎哉に伝苗を依頼したこともあり、十一月七日には大坂へ伝えられた。

同じく十一月半ばには、伊東玄朴《いとうげんぼく》を介し江戸での伝苗も実現している。その後、江戸では一八五八年（安政五）、神田お玉ヶ池に種痘所《しゆとうしょ》が開設された。建築費・運営費の献金には幕府医師を含む八〇名以上の有志が参画し、実質上、蘭方医学習得の端緒となった。

種痘所は当初、庶民への種痘普及をメインに活動したが、やがて蘭方医学の研究拠点へ発展し、一八六一年（文久元）には幕府直轄の西洋医学所と改められる。ここで解剖実験をおこなったとされるが、その実態は不詳である。

蘭方医家たちの動向には、とうぜん漢方の立場からの反発も大きかった。人痘接種と比較して牛痘法の安全性が高いことも、当初は十分に理解されなかったが、実際の活動を通じ成果の蓄積を重ねて、ようやく認知されはじめる。結果、蘭方医家の伊東玄朴が幕府奥《おく》医師《いし》に任ぜられ、官医の蘭方医学研修も解禁されることとなった。

大坂の除痘館

備中国足守藩《びっちゅうのくにあしもりはん》出身の緒方洪庵《おがたこうあん》（一八一〇〜六三、図30）は、適塾《てきじゅく》における教育活動とともに種痘の取り組みが知られ、都市大坂における医療環境の整備に多大な影響を与えたひとりである。足守藩士の父に従い大坂へ出て、中天游《なかてんゆう》の家塾思々斎塾《ししさいじゅく》で蘭方の基礎にふれた。二二歳のとき江戸へ遊学し、坪井信道《つぼいしんどう》や宇田川玄真《うだがわげんしん》の門下で修業した後、長崎へも遊学した経験をもつ。

前で述べたとおり、一八四九年（嘉永二）十一月、京都を経由し痘苗を入手した洪庵ら

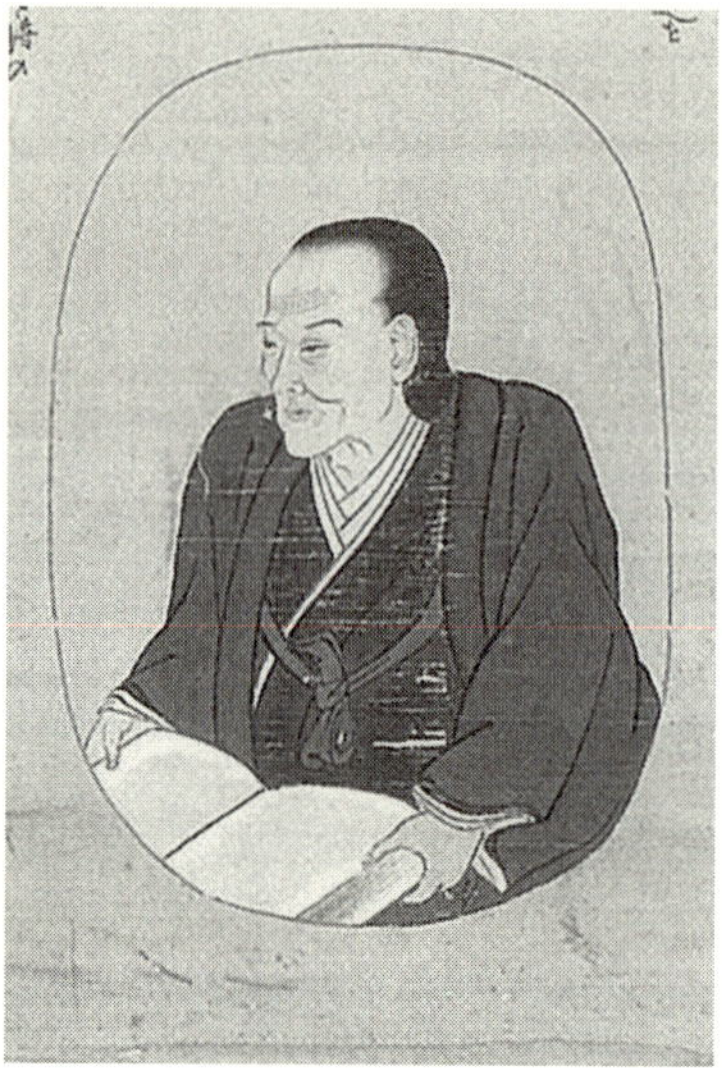

図30　緒方洪庵画像

は、大坂古手町《ふるて》に除痘館《じょとうかん》を創設、以降、市中の小児を対象に種痘事業を立ち上げた。中心となったメンバーは、洪庵・葛民と、道修町《どしょうまち》の町人大和屋喜兵衛である。

活動継続にあたって、最も困難な点は、常に苗を絶やさないようにすることであった。その意味でも、除痘館という場所、有志が一同に会する機会を設けた意味は大きい。

大坂除痘館の社中に加わった堂島新地《どうじましんち》の町医山田金江は、一八五八年（安政五）三月、町奉行へ宛て、市中の種痘所を一ヶ所のみに限定するよう願書を提出した。

その文面によると、市中の医師が数名集まり、それぞれ懇意の患家から小児を呼び寄せ種痘事業をおこなっているが、なかには仁術の志に乏しく、利欲に惑わされて「約定」に従わず、勝手な行動をおこなう者が多くあった。そのうち痘児が不足し、痘苗が絶えそうになること数度に及び、有志が苦労を重ねて、ようやく痘苗は絶やさず継いできた。最近

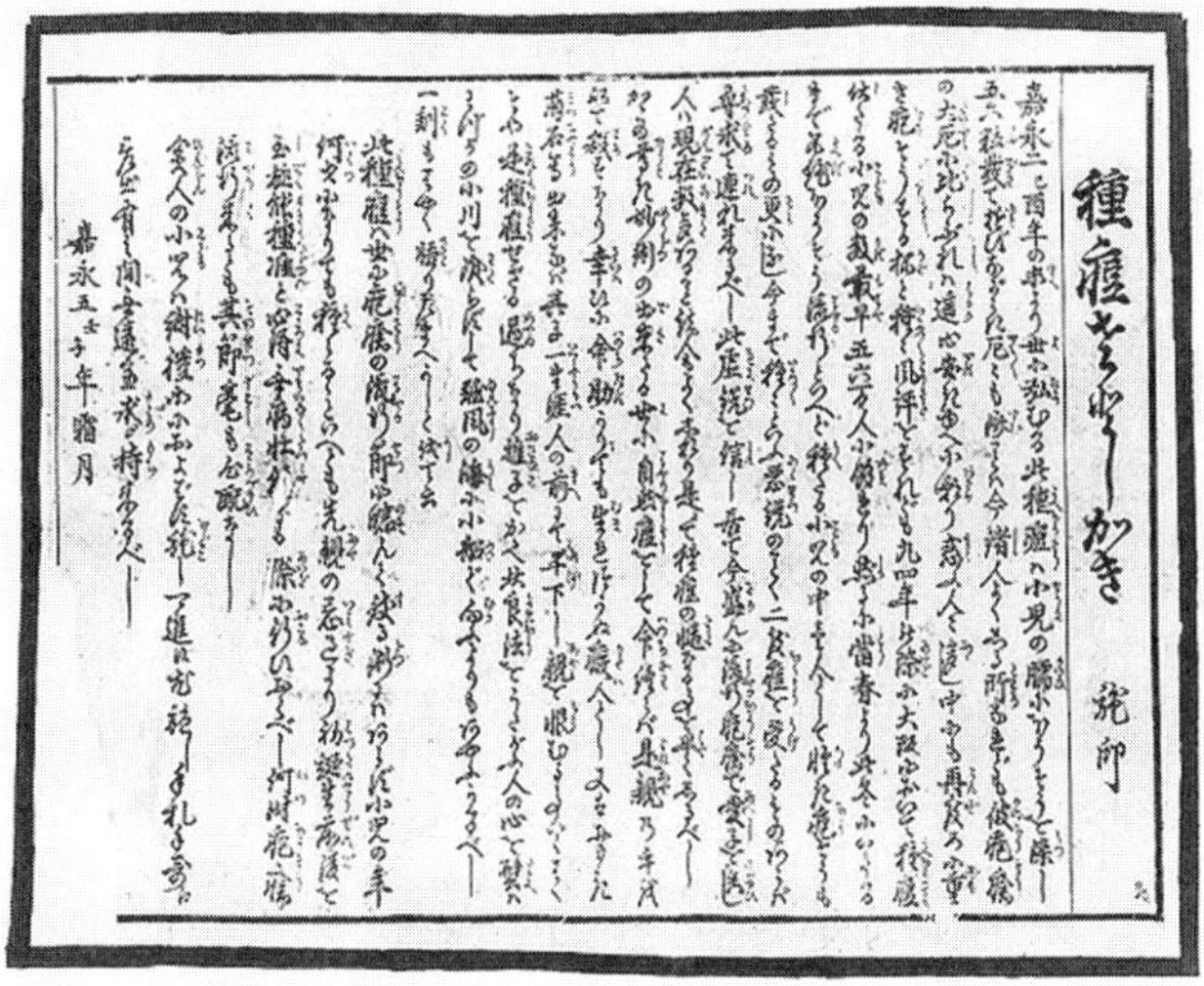
種痘さとしかき

嘉永五壬子年臘月

図31　「種痘さとしかき」(1852年)

ようやく効験も自然とあらわれ、種痘に対する理解も得られるようになった。だが、医師だけでなく薬種屋や「無学鄙劣之者《ひれつのもの》」までもがみだりに種痘をおこない、なかには誤った処置をされて、再び流行痘にかかる者もある、という。

種痘に対する人びとの畏怖《いふ》・抵抗感は、洪庵らの熱心な活動により、時間をかけつつも次第に払拭《ふっしょく》されていった。だがここで指摘されたように、一方で「利欲に迷」った医師や薬種屋が勝手な行為に及び、事業への信頼を損なわせるケースもみられたのである。

結局、願書の内容は承認され、同年四月に小児の種痘誘引を徹底する町触《まちぶれ》が出された。その後、一八六七年（慶応三）には、種痘所が公儀の施設となる。

このとき出された町触は、種痘所の医師が貪利《どんり》・名聞を離れ、仁術の志も厚く、誠実に施術する姿勢は高く評価できる、種痘は世救の良法であるので、まだ接種が済んでいない小児は一刻も早く召し連れよ、と強い調子で指示するものであった。

京都の種痘と有信社

すでに本書のなかで何度も登場している日野鼎哉《ひのていさい》（一七九七〜一八五〇）は豊後国《ぶんごのくに》出身で、日出《ひじ》藩儒の帆足万里《ほあしばんり》に学んだ後、長崎へ遊学しシーボルト門に入っている。一八三三年（天保四）には京都へ出て、小石元瑞《こいしげんずい》のもとで蘭方医学の研鑽を続け、やがて東洞院蛸薬師《ひがしのとういんたこやくし》下ルで外科を開業し、高名を得た。京都へモーニッケ苗が届くと、鼎哉は多額の私財を投じて除痘館を開くが、わずか二ヶ月でその経営は行き詰まる。

一方、これと別のルートでも痘苗が伝えられた。長崎でモーニッケ苗を入手した大通詞楢林《ならばやし》宗建《そうけん》は、京都で活動する兄栄建《えいけん》へ痘苗を送付、これが十月十二日に到着したのである。栄建は、さっそく御幸町《ごこまち》姉小路《あねこうじ》上ルの地に種痘所「有信堂」を創設し、小石《こいし》中蔵《ちゅうぞう》（小石元瑞の次男）や江馬《えま》榴園《りゅうえん》らを中心として、種痘活動を開始した。

有信堂の経営にあたって、薬種・香具商である鳩居堂《きゅうきょどう》主人熊谷《くまがい》直恭《ちょっきょう》が資金面で協力した事実はたいへん有名である。直恭は天保飢饉《ききん》のさい、三条河原に小屋を建て窮民を援助したり、安政期のコレラ流行時は、患者を収容するなど、福祉事業への供出に熱心だった。種痘の社会的効用に関しても、早くから理解があったのだろう。

一八六二年（文久二）の町触では、河原町二条下ル一之船入町に「世話場」を設置し、無償での種痘をおこなっている。賛同者は、小石・江馬のほか、長柄《ながら》春龍《しゅんりゅう》・赤沢《あかざわ》寛輔《かんすけ》ら、京都で活躍する医師たちであった。

その後、幕末の動乱下で、有信堂は一時的な活動停止と復興を経験する。所在地を何度か変えながらも、貧民施療を併せておこなうなど、都市医療に重要な役割を果たした。

幕府公認の種痘所として

一八六七年（慶応三）十月に出された町触で、種痘所は幕府公認となった。指定日に医師が種痘を実施するので、「小児など未だ疱瘡致さざる者、またはこの後、小児出生いたし候はば、聊《いささ》かも危踏《あやぶ》むことなく連れ行き候て、うゑほうそう致すべく候」（筆者による読み下し）と指示している。種痘実施の主旨は「諸人助ケ之為」であったから、貧困者から代銭はとらない。

種痘所以外の場所で、医師が任意に種痘をおこなうことを禁じ、活動に協力する意思のある者は種痘所に参集すること。さらに種痘を受けない小児が確認されれば、両親などを説得して種痘所へ連れてくることも、町役人の役割と定められた。

ここにようやく、種痘事業が都市社会全体の活動として認知されたといえる。ただし、翌年閏四月にも同じ主旨の触が出ており、周知徹底には時間を要したらしい。

一八六九年（明治二）の版籍奉還《はんせきほうかん》以降、種痘を推進した医師たちは、京都府の御用医へと転じる。同年の京都府令では、「人民御保全之旨を以、諸人疱瘡之憂を救んため」町組を単位として順々に医師を派遣し、洩れなく種痘を実施するよう徹底された。

会場は各町の「小学校兼帯之会所」であったが、その建設が成るまでは、有信堂（翌一八七〇年〈明治三〉に「医学校治験並《ならびに》種痘所」と改称）や三条の教諭所でおこなわれた。また「種痘定日」を定め、「種痘館医員」以外の者による勝手な行為を厳しく禁じた。

そのさい、困窮者については謝礼の必要なし、とされたのは以前と同様だが、「相応ニ相暮候者《あいくらしそうろうもの》」は事業の趣意を鑑み、冥加金《みょうがきん》として銭二四文以上、金一〇〇疋以下（それ以上を献金する場合は、別途、願い出る）を差し出すよう指示された点は、興味深い。

一八七二年（明治五）には種痘施行に関する京都府令（告諭）が出されている。種痘は「四五貼を種《う》えて容易《たやす》く此病を免るる事となり、実に尊むへき良法」だが、依然として「偏執の私見を以て児童にも種痘いたさざるもの」がおり、偏見は払拭されていない。また、経済的な困窮により医師へ謝礼が払えず、種痘を受けることができない者もある。これは全く「不本意」ゆえ、「御一新已来《いらい》人民御保全」のためにも広く種痘を施し、痘瘡の病苦から人びとを解放することが繰り返し強調された。

笠原良策と蘭方医学

さて、越前国周辺の種痘普及に重要な役割を果たした笠原良策《かさはらりょうさく》は、越前《えちぜんの》国《くに》足羽《あすわ》郡深見《ふかみ》村（現在の福井市）の出身で、当初は古医方《こいほう》をおもに扱う在《ざい》村医《そんい》だった。一八二四年（文政七）から約五年、福井藩の医学所で学んだ後、江戸の磯野公道に入門、三年間の修業をおこなう。一八三二年（天保三）に帰郷し、自宅で開業していた。

よく知られたエピソードだが、あるとき、良策が山中温泉まで湯治に出かけ、たまたまそこで、加賀国大聖寺藩《かがのくにだいしょうじはん》の蘭方医家大武了玄《おおたけりょうげん》の噂を聞いた。さっそく彼を訪ね、はじめて蘭方の医学・医書に接する。良策は数ヶ月あまり了玄から教えを受け、おおいに得るものがあった。福井に帰ると、医学所時代の学友である半井元冲《なからいげんちゆう》や山本宗平《やまもとそうへい》らを誘って、新奇の医学の研鑽に励み、なかんずく牛痘種痘の研究に没頭したという。

良策はまた、福井藩の蘭方医家大岩主一《おおいわしゆいち》のもとを頻繁に訪ね、病理・療法について意見交換した。主一は福井城下に開業、蘭方の看板を掲げるも、流行医ではなかったらしい。そのため、医療政策の実現に影響力をもつ藩医中に同志が必要と考え、半井を誘った。一八四〇年（天保十二）から一年あまり、良策は京都へ遊学し、日野鼎哉の門に学ぶ。

京都から福井への伝苗

一八四九年（嘉永二）十一月、良策は鼎哉の家で保管していた痘苗を福井へと持ち渡るべく、周到に準備された計画を実行に移した。具体的な様子は、彼が著した『戦兢録《せんきようろく》』のなかに、詳しく述べられている（図32）。

長崎から京都までは痘痂を運ぶ手法をとったが、福井までの行程では失敗する危険性も高いために慎重を期し、人づてに植え継ぐこととした。近江と越前の国境は山も険しく、風雪の心配もあり、悪条件が揃っていたので、慎重な対策をとったのである。

十一月十六日、ふたりの小児へ接種し、経過を見定めたうえ、事前に福井から連れてきた小児ふたりとともに京都を出発した。二十二日には福井の小児に接種、二十四日、念のため府中医師斎藤策順に依頼しておいた小児三人のうちひとりに、今庄《いまじよう》村（現在の福井県

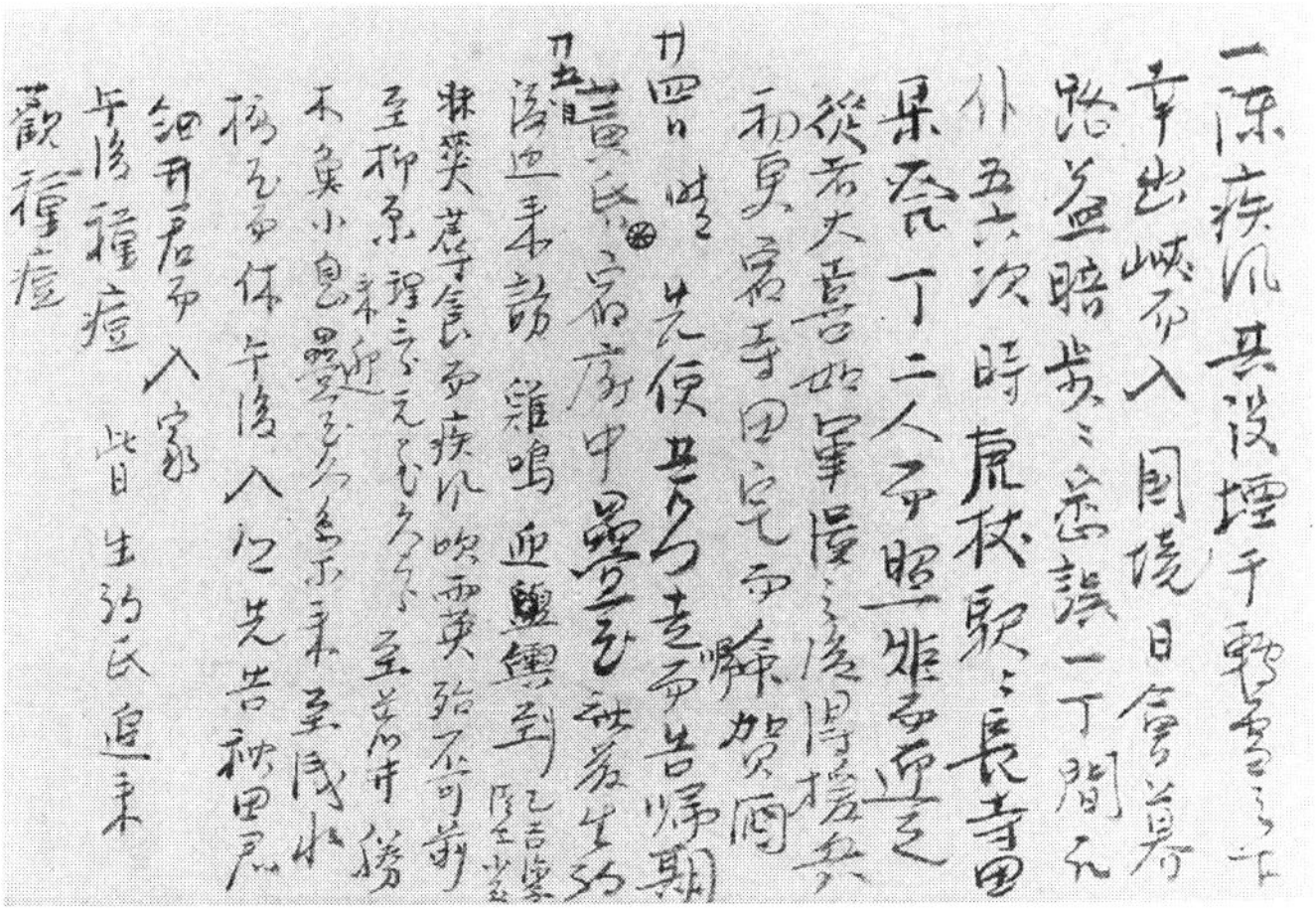

図32　笠原良策『戦兢録』（福井市立郷土歴史博物館所蔵）
京都から福井への伝苗の部分．斎藤・生駒・渡辺の名がみえる

南条郡南越前町）でも接種した。一行は二十五日に福井へ到着、伝苗は成功し、これ以降、藩領内での分苗がはじまった。良策は、さらに藩領全体へ活動を拡大しようと画策、村継ぎによる普及をめざしたが、藩の協力が十分に得られず、思ったほど成果を掲げることはできなかった。

福井藩領内の伝苗の様子にふれた史料「南越除痘館良法伝来説」（河村文庫古文書）の記述に拠ると、一八五二年（嘉永五）の痘瘡流行にさいして「未《いま》た種痘せざるの児夭殃《ようおう》する（若くして亡くなる）こと数をしらず、而《しか》して既に種痘せし児は感染の憂ひなし」との状況に陥ったことから、種痘の効果は認知されはじめ、次第に接種を希望する者が集まるようになったという。その結果、伝苗から五年間で六五九五人の小児に対し、種痘を実施することができた。

一八五五年（安政二）正月九日には、除痘館を設け、これを医学所の付属組織とした。従来の医学所では狭隘なため、講堂の東側に四間×二尺（七・二×〇・六メートル）、台所へ九尺×二間（二・七×三・六メートル）のスペースを建て増し、除痘館の施設に充当した。除痘館の事務を統括する「定渡人」が医学所との兼務だった事実からも明らかなように、両者は運営の面で一体化されていた。もっとも、除痘館が実際どのような形で運用されたのかは、良策も記録を残しておらず、従前の研究史でも、ほとんど言及がみられない。

河村文庫の種痘関係史料

そこで再び、本書「医を学ぶ場所」章で取り上げた、河村文庫古文書に注目したい。彦根藩医河村家では、自ら実践した形跡こそないが、種痘法に関心を示し、わずかな点数ながら関係史料を残している。たとえば、歌川国貞《うたがわくにさだ》（一七八六～一八六五）画「公命蝦夷人種種痘之図《こうめいえぞじんしゅしゅとうのず》」（一八四九年〈嘉永二〉、図33）や、その門人歌川国郷《うたがわくにさと》（？～一八五八）画「種牛痘処」（一八五五年〈安政二〉）の錦絵二枚が現存する。

幕末の蘭方医家として著名な、桑田立斎《くわたりゅうさい》（一八一一～六八）の医書は『牛痘発蒙《ぎゅうとうはつもう》』（一八四九年〈嘉永二〉）のほか、産科書『愛育茶譚《あいいくさだん》』（一八五三年〈嘉永六〉）が蔵書中に確認で

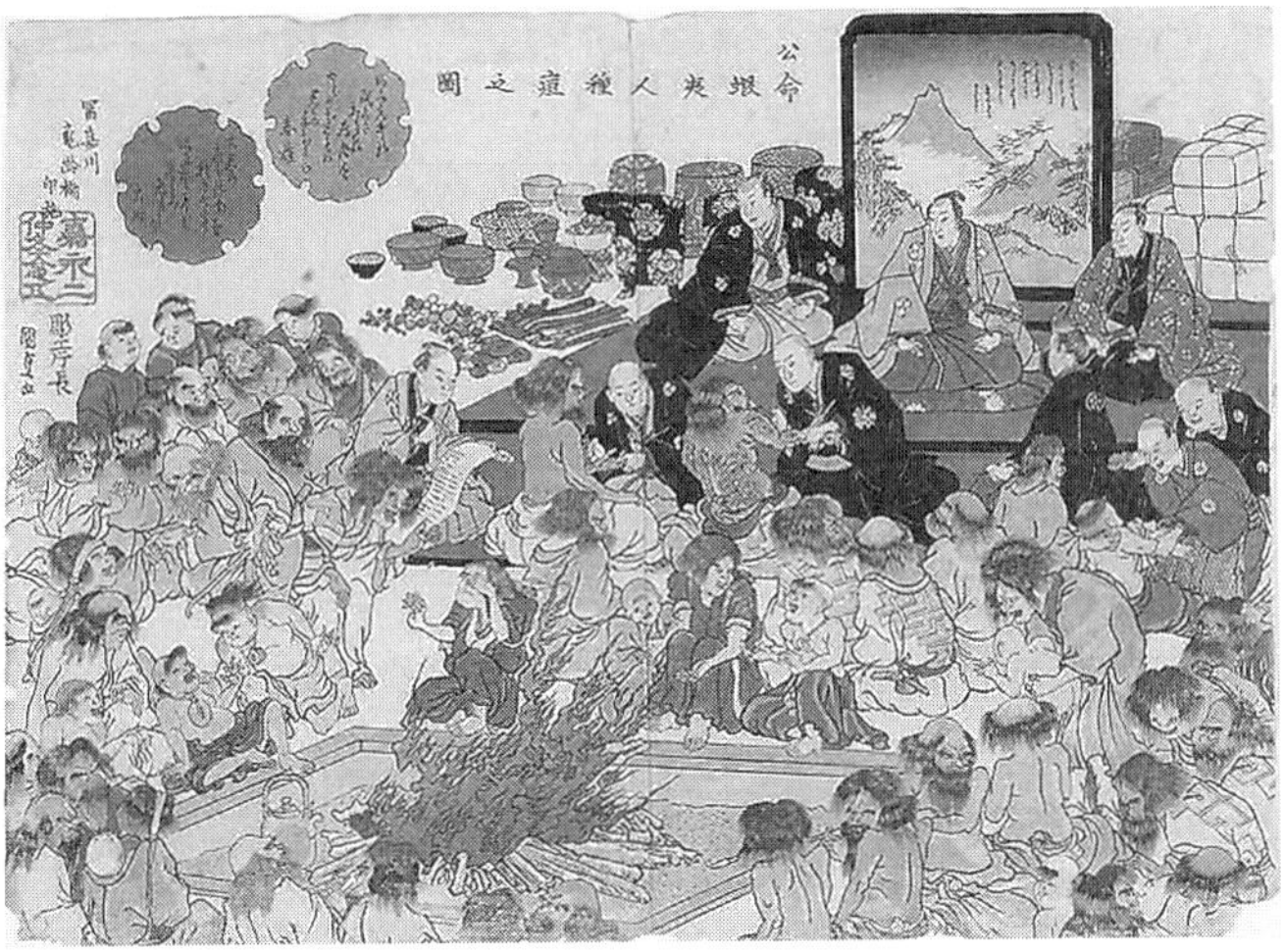

図33　歌川国貞「公命蝦夷人種種痘之図」（滋賀医科大学附属図書館河村文庫所蔵）

きるほか、一八五五年（安政二）四月の年記がある「牛痘誓願文」の写しも残されている。

一八五二年（嘉永五）刊行の西村春雄《にしむらはるお》『牛痘解蔽《ぎゅうとうかいへい》』は、種痘事業開始直後における江戸の社会状況にふれた、注目すべき書である。

西村春雄の事績は不詳だが、「江戸の医家牛痘を種うる人少なからすといへとも其中に於て立斎桑田先生を以て第一とす」との一文や、毎年盛夏には種痘医が痘苗を絶やし、桑田立斎のもとへそれを求めてくると述べ、「江戸に於て牛痘の苗漿《びょうしょう》を接続して多く嬰孩《えいがい》（赤ん坊）の痘厄を救ふことは全く先生の力に因ると云へし、先生なかりせば良苗早く已に断絶にいたるべき」と評することから、立斎にも近い、江戸の町医と推察できる。

種痘を普及する医師の姿勢

この『牛痘解蔽』によれば、牛痘法を肯定する医師といえども、その態度には温度差がみられるという。その有効性を真に理解して世間に広めようと努める者はもちろん多いけれど、ただ好奇心が勝り、技術も拙《つたな》いまま利を貪ろうとし「糊口《ここう》の資となさむとして却《かえっ》て牛痘法を汚辱する者」もやはりみられる。みだりに「枯敗セル」牛痘痂《ぎゅうとうか》を接種しようとする医師が少なからず存在する。痘痂・痘漿を長期間、貯える方法も知られるが、これは痘苗を遠方に移送するにあたりやむを得ず採る方法で、仮痘《かとう》を発する確率は小さくない。ましてや乾痂を接種すれば、真痘となりにくく、将来的に再患の危険もある。

また、聞くところでは、人痘痂を牛痘痂と詐《いつわ》る、悪質な輩《やから》さえいる。そのような行為は「良法ヲ汚辱スル」ものだ。西村はこのように述べて、益の多い「善道良法」であっても、各医師の心掛けにより悪弊を生じるのは、太古から変わりがないことと嘆く。

牛痘法批判の方便

他方、牛痘法を信じない側にも、それぞれの立場があった。種痘の有効性を理解しようとせず、これを排斥するならまだ罪が軽いけれども、性質《たち》が悪いのは良法と知っていながら、種痘が広まると「己の職業の妨《さまたげ》とならむことを畏《おそ》れ」て、つまり既得権益の侵害を恐れ、普及を妨げる者があることだ。西村が「一己の小利の為に世上の大益を滅さむとする、是小人にあらすして何ぞや」と批判するのも、当然だろう。

さらにひどい例としては、牛痘法は軽易に過ぎるため「利を得る所少し」、痘瘡に罹《かか》り薬を多用させれば、多く謝金を得られると主張する医師がいたことだ。

種痘法を誹謗《ひぼう》する流言の多くは薬舗《やくほ》から出るが、それは、一角《いっかく》（鯨の牙、葉の変形）・犀角《さいかく》・人参など高価の商品が売れなくなる心配からだろう。まるで「大工火消などの火災あらむことを祈る」ようなものだけれど、彼らはもとより「商売」ゆえやむを得ない。しかし、医師が自己の利益のみ考えるのは、「人の患難死亡を意とせざる不仁不義」であり、論ずるに足らない。

このように西村は、あらたな療法の普及にともなう医界の反応を観察・分析し、痘苗を接種する側に「必能《よく》医を択して是を託すべき」ことをアドバイスしたのである。

福井藩除痘館に関する史料

河村家では、福井藩で取り組まれた一連の種痘普及事業に関心をもち、その運営実態に関する伝聞を三点ほど書き記している。第一は前掲の「南越除痘館良法伝来説」で、痘苗を伝え、種痘事業が普及するまでの概略、第二の「牛痘所図面」（図34）は、除痘館の空間構造を示した貴重な史料である。

そして第三は、本節で取り上げる「越ノ前州　除痘館手続書」（以下「手続書」と略記す

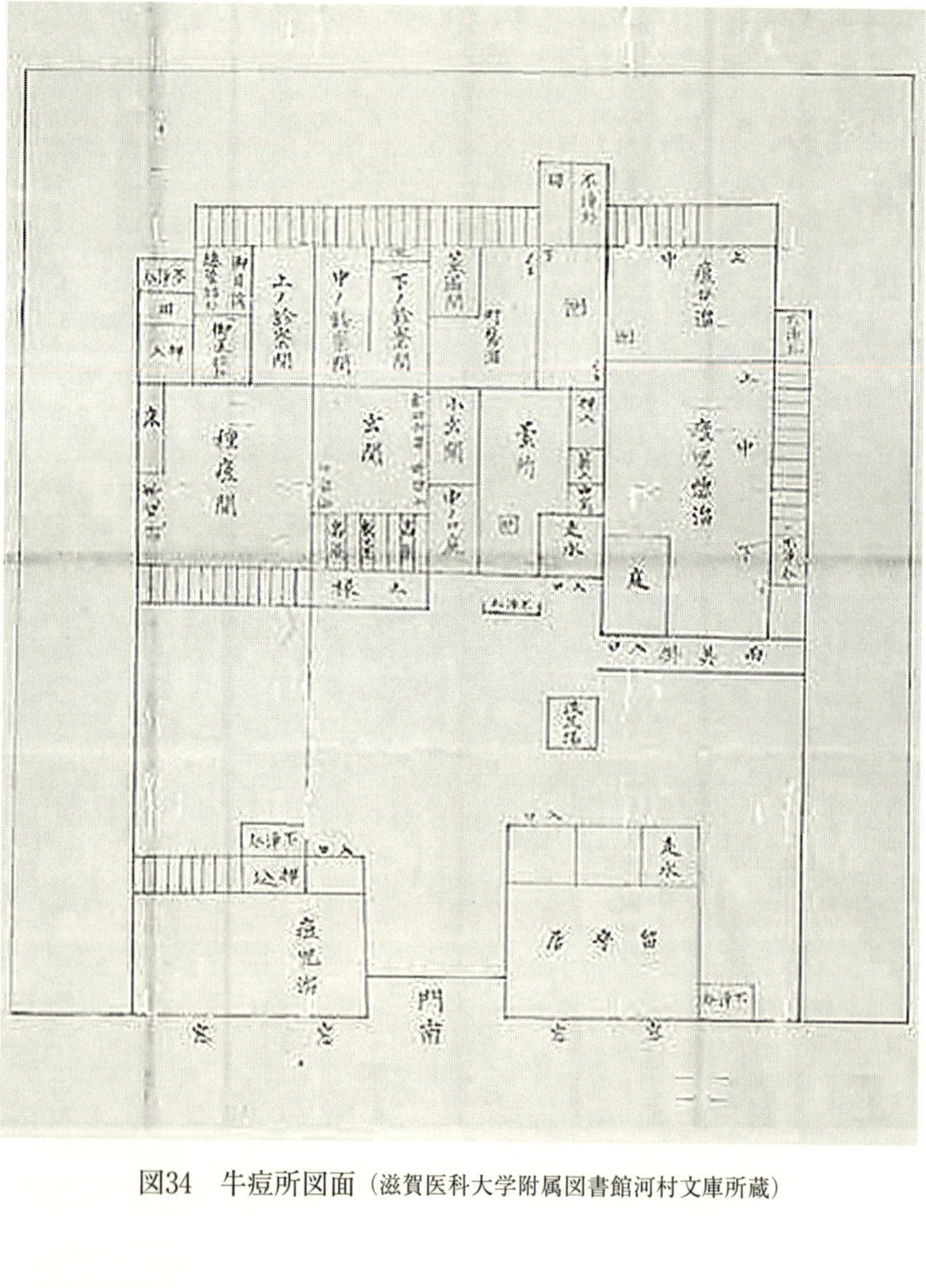

図34　牛痘所図面（滋賀医科大学附属図書館河村文庫所蔵）

る）である。本史料は、除痘館の具体的な運営の様相にふれた、他に例をみない内容を含んでおり、たいへん興味深い。以下、これを再現してみよう。

「手続書」の記事によると、種痘日はあらかじめ決められ、当日は総管（全体を総括する役）以下の担当が六ツ時（午前五時ごろ）には登館する。表14として、当番の分担をまとめたので、参照されたい。最初に、種痘の対象とされる小児を、甲・乙・丙の三種類に分類するが、「手続書」では次のようにそれぞれの手続きを解説している（図35）。

「甲印」は、はじめて種痘をおこなう小児のことである。玄関で番号札を受け取って、順番に手続きをする。館内には、着判留方・切手認方・姓名控認方が並んで座る。対象の幼児の姓名・男女・年齢を「甲印着判帳」に記し、「切手」に同じ情報を写して割印を施す。切手を診察所へ提出すると、姓名控認方が諸事項を手帳に書き留め「甲印繰出し方」へ渡す。小児は、いったん「惣溜り」へ導かれるが、ここでは黄色の旗を掲げ、甲印痘児の目印とする。出入りを厳重にし、混乱がないようにする。

「乙印」は、種痘後七日目の者（痘母）である。乙印の小児は、玄関で番号札を渡し、甲印の新児と同じように、惣溜の間に通しておく。甲印と同じく着判留方が記録し、持参した切手を請け取る。当日の日書の上に、接種順を書き加え、診察所へ提出する。

乙印の小児は、続いて痘母溜の間（目印は赤い旗）へ導く。なお、種痘後一〇日以後の

表14　除痘館会日当番役割

役　割	人数	内　訳
掛り御目附	1	
総管	1	
総管助(敷令方)	1	
締り方	1	
監定方	7	
種痘方	10	
書記方	10	清帳方・草稿方・診察所記録方
手伝方	10	
(内訳)種痘処順番改方	(1)	
応接方	11	着到認方・切手認方・役割認方・甲乙丙繰出シ方
蒸湯方	2	
勘定役	1	
勘定方書役	1	
御目附組	2	
小　遣	5	
門　番	2	

(出典)「越ノ前州除痘館手続書」(河村文庫古文書)

小児＝「丙印」についても、惣溜の間へ通すまでの手続きは、全く同じとなる。

なお、これとは別に、町奉行所が毎回、町方在住の幼児一二人を呼び、「番外」として種痘を実施した。番外の者は、惣溜には入れず、直接、玄関から診察所へ案内し、診察が済めばすぐ種痘を実施する。以上の仕法は、種痘日に風雨・水火など災害があったさいは、番外の痘児から移苗させる。彼らは、予備的な役割を果たすのである。

実際の種痘接種風景

さて、惣溜に痘児を集合させ、合図が鳴ると、いよいよ診察が始まる。診察所には、総管一名・総管助（敷令方）一名・監定方一名・書記三名が揃って着座した。

応接方のうち「繰出し方」のふたりが、対象者の姓名手控を持ち、順番に従って惣溜から一〇人ほど甲印の小児を呼び出す。診察所では、委しく診察をおこない、監定方が相談のうえで、皮膚の質に応じて摩擦や蒸湯《じょうとう》（保湿すること）を指示し（実際の作業は手伝方がおこなう）、種痘の顆《つぶ》数を定めて切手に書き、それを敷令方に渡す。

敷令方は、切手を受け取ると、小児の介抱人（親など）を呼び寄せ、養生書を手渡す。そして、接種後二〇日間における痘児の保護・食禁を指示し、切手に記された期日に必ず再び除痘館へ来ること、そのさい切手を持参することを命じる。それが終わると、小児はまた惣溜へ退室させられる。

診察所では、書記のひとりが切手に朱書きで診察順を書き、顆数を併記する。もうひとりは小児の姓名・顆数・順番などを「塗板」に記し、その板を種痘所へと回す。いまひとりは、以上の作業を手控の帳面に留め、これを「博済録」（図35参照）に清書する。

乙印の小児も同じく痘母溜より診察所へ通される。監定方ふたりと書記方ひとりが対座し、小児が持参した切手と、書記方の博済録にある番号を照合しつつ、初回に接種した顆数と四日目に診察した結果を読み上げる。それをもって監定方が委しく診察し、痘質を考えて博済録に捺印し、その印の下へ痘の配列を抽録する。

痘母とする場合は、小児の姓名を手札にうつし、監定方に命じて、該当する小児を再び痘母溜で待機させる。仮痘を発した者には、後日の再接種を指示し、博済録へもその旨を記載する。不感などで再種・追種を要する者に、番外の切手を手渡す。後に小児の切手と照合する必要から、切手の番号を博済録に転記しておく。

また、痘母として不適当な者も、博済録に記録した後、帰り札を持たせて退去させる。そのさい、監定方から、帰宅後は摂養・保覆に努めるよう繰り返し説明する。

丙印の小児に対する診察は、証候を博済録に詳しく書き留めておく。結痂《けっか》した者について「功成」の印を押し、今後は登館の必要なしと伝えた後、帰宅を許す。

一方、うまく結痂しない者は痘痕《とうこん》を検査し、再種の可否を定めるため、日を指定して登館するよう申し渡した。再種をおこなう場合は「寒暖中和乃《の》気候」を待ち、慎重に時機が選ばれた。

種痘後一八日のあいだに他の病気を合併した者は、総管・監定方が相談のうえで治療をおこなう。そのさいの薬は、公儀＝藩が負担したという。

甲印の小児は、塗板の順番に従い、惣溜から一〇人ずつ種疫の部屋へ通す。切手の朱字の順に従って掛札の下に座らせる。接種される小児も痘母も、たすきを掛け、臂《ひじ》を折って待機させる。たすきの色は、種児が黄色、痘母は赤色と決めておく。

痘児管理の徹底

種痘するスペースは五ヶ所ほど設けており、一ヶ所ごとに種痘方がふたり、配置される。そのうちひとりは痘顆をとり、ひとりが種痘をおこなう。さらに書記ひとり・手伝ふたりがいて、種児は種痘する者の前、痘母は液をとる者の前へ座らせる。手伝方が付き添い、監定方・種痘方が立ち合って、診察所で切手に記されたとおり種痘するのである。

書記方は、痘母の姓名・年齢や摩擦・蒸湯の有無、種所の浅深、位地の模様などについてスケッチするが、これは後で博済録に清書する。

種痘が終わると、痘児が種処を摩擦しないよう注意し、早く針痕を乾かすため、炉辺へ座らせる。これは、手伝方の役目である。そして、監定方が種処をチェックし、乾いたら

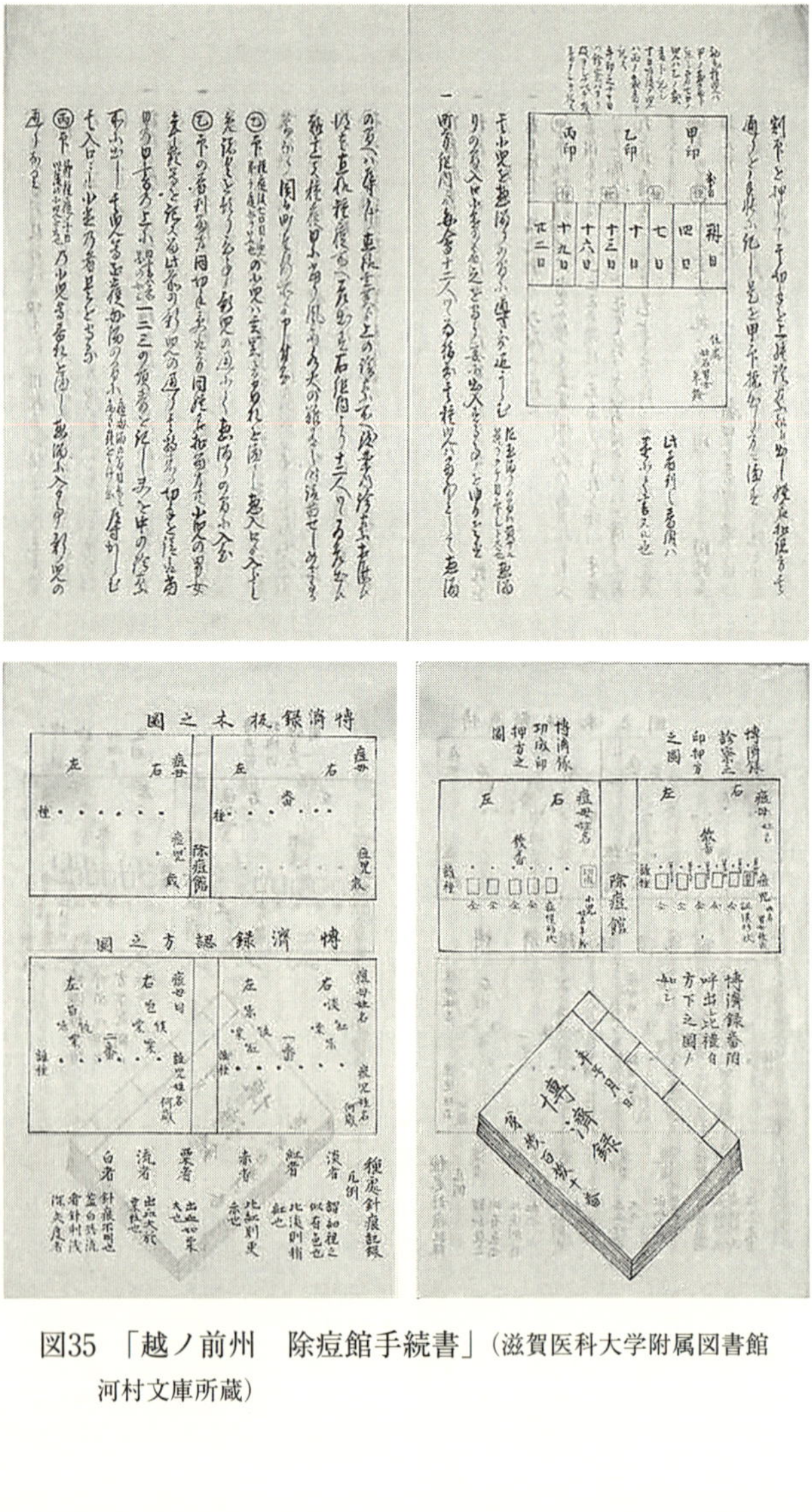

図35 「越ノ前州　除痘館手続書」（滋賀医科大学附属図書館河村文庫所蔵）

たすきを取らせ、帰宅後も種処の清潔を保つよう、注意してから「帰り札」を手渡す。帰り札を渡されたら、帰宅してもよいのだが、これは痘母となるべき者が帰りを急ぎ、暇を告げずに帰館する者があると支障が生じるため、除痘館の門に吏員を配置し出入りを改め、この札をもたない者がみだりに出門することを禁じた。

以上のように、種痘の手順は巧妙にシステム化されており、博済録の作成を通じ痘児の情報を全面的に管理していたことがわかる。博済録は、姓名のイロハ順に索引を作って、検索の便を図っている。

初回の種痘時、敷令方の指示に従って、痘児は期日ごとに登館しなければならない。接種箇所が擦破したり、雑毒で汚染されてないかチェックする目的とはいえ、結痂までのプロセスがひととおり記録された事実は、たいへん重要である。

種痘活動の本質は、小児の健康を管理し、疱瘡の危険から予防する点にあった。一連の作業手順が、治療法発展史のうえからどのような意義を有するか検討することは今後の課題だが、いずれにせよ、これに公儀=藩が関わること自体には大きな意味がある。

除痘館「手続書」と河村家

「手続書」の内容は、福井藩除痘館で実際に取り組まれたであろう実務の詳細を明らかにする、貴重なものといえる。それにしても、この書が彦根藩医河村家の手元で保管されていたことの意味を、私たちはどう評価すべきだろうか。

指摘したように、彦根藩医学寮では最幕末まで、蘭方医学受容の動きがみられなかった。藩領内や城下町での種痘の実態も、史料はなく不明とせざるを得ないが、学問の状況から察するに、公的な取り組みは為されなかったと考えるべきだ。

それにもかかわらず、河村自身は藩医という公的な立場にあり、むろん藩としての指針を前提とするが、他方で社会が希求する予防医学に対して、無関心ではいられなかった。おそらく彼は、種痘という社会事業の意義を最大限に理解していた。自発的な判断と意志をもち、隣藩福井の実践に関する情報を積極的に集めたのである。

このような思考過程は、彦根藩、あるいは河村家に特殊なものではなく、むしろ当時の医界に共通するありようといえるのではないか。すなわち、医師個人の興味・関心とか、新奇の学問に対する強い意欲というものは、専門教育機関の指針と大きく乖離《かいり》する場合が十分あり得るのだ。

府中での種痘事業

さて、笠原良策らの尽力により、その後、痘苗は鯖江藩・大野藩を皮切りに、敦賀《つるが》・勝山・丸岡・金沢・富山など、北陸の諸藩に分苗された。府中の斎藤策順は、今庄で接種を受けた小児を連れ帰って植え継ぎ、これが府中での種痘の端緒となった。

府中仮医学所に除痘館が併設されたのは、一八五五年（安政二）十月のことである。福井本藩と比べても、さほどの遅れはとっていない。同月十七日付の触では、次のような指示が出されている（筆者による読み下し。「御触留要用抜書」『武生市史』資料編五）。

> 種痘之儀ニ付、嘉永四亥年・同六丑年仰せ出され候通り、未痘之小児生死之儀、書付を以相達し候筈之処、近来等閑ニ相成り候儀、如何之事ニ候、向後《きようこう》失念なく小宮山周蔵方迄、急度《きつと》書付指し出すべく候、且又《かつまた》出生之儀、外より相知れ候族、除痘館より直ニ呼出候義もこれあるべく候間、此段も兼《かね》て知條致す様仰せ出され候、以上

これによると、一八四九年（嘉永二）に伝苗が成功して以後、二年の間隔を置き「未痘之小児」の生死に関する情報収集が指示されている。「近来等閑ニ相成候」とみえるので、あるいは、従前から同様の調査を実施していたのかもしれない。むろん除痘館の設立以降は、そこで種痘の奨励が主体的に担われたことだろう。

時期は前後するが、一八六五年（元治二）ごろの制定と思われる「医学館規則」（仮医学所が思精館と改称された後のもの）は、「除痘々児御家人ならびに近在之御領分も町々の通り人別御改被成下候《なしくだされそうろう》事」と定めており、武士身分・在村レベルの領民も対象として、全面的な種痘接種を奨励している。その詳しい実施状況こそ不明だが、郡役所など支配機構を介し、未痘児の把握を徹底することで、府中領のすべての小児が、公儀の管理すべき存

在と認識されたのである。

一連の種痘事業に貢献した医師は、やがて府中領内で特別な待遇を受けることとなった。一八五六年（安政三）には、斎藤策順が石渡宗伯《いしわたそうはく》の次席に列することとなり、生駒耕雲《いこまこううん》は領主から目録（銀四五匁）を下賜された。渡辺静庵も「一代帯刀」となって年頭出仕を許されるようになった。ここへ来て、近代化・西洋化へ向け一歩進む医界の動向に、社会の様態がようやく追いつく兆しをみせはじめたのである。

種痘医の立場が変わる

以上は、皆川家「日記」に記載があり（九月三十日記事）、理由も「前年種痘之事ニ付」とみえる。また、斎藤は同年十月朔日に「御奥へ御出入」を仰せ付けられている。

また、安政五年の「日記」記事には、次のようにある。

斎藤策順・生駒耕雲種痘之事ニ付、　殿様　御上下之節御目見《おめみえ》被仰付《おおせつけられ》候由ニて廻勤、且《かつ》歓帳出ス、十三日福井へ罷越《まかりこし》、御役方夫々《それぞれ》へ廻勤（五月十二日記事）

福井本藩でも、彼らの活動はよく知られていたようだ。

さらに「日記」一八五七年（安政四）正月十九日記事には、「除痘謝銀前田ギニて、館監・知監・年番出席之上割、小子卅拾四匁有之」とみえる。この短い文章から大胆に推理すれば、種痘活動の謝礼は、いったん除痘館が全額を回収したうえで、それに携わった各医師に分配する形がとられたのだろう。

ところで、良策の師である日野鼎哉が、在府中の生駒耕雲・斎藤策順をともない山中温泉へ出かけたことがあった。このとき、おそらく良策の斡旋によって、福井藩医の半井元冲・大岩主一も日野に入門している。福井藩や府中で蘭方を主導した医師の多くは、鼎哉の学問、京都の蘭方医学から大きな影響を受けていた。種痘事業を介して、彼らのネットワークが強固に醸成されたことが、当地の医療環境の進歩を促したのである。

種痘事業の社会的意義

以上みてきたように、種痘の取り組みはむろん、疱瘡の恐怖を未然に防ぐことを目的としていた。この「未然に」ということが、たいへん重要である。すなわち、わが国の医療史上はじめて予防医学の考え方を採用し、ある程度の規模で、しかも具体的な行為をともなって普及した活動こそ、種痘という一連の事業ではなかったか。

嘉永《かえい》期（一八四八〜五四）以降、各地で種痘が本格的に始まって以降も、牛痘接種への恐怖感や拒否反応はすぐに払拭されなかった。当然のことだろう。それを人びとの迷妄、科学への無理解と断じてしまえば簡単だけれども、種痘の実践は、医師だけでなく、医療を受容する側にとっても、医療の概念を根底から覆す、画期的な事件なのである。

江戸時代後半、あらたに普及した医の体系のなかでも、私は「解剖」と「種痘」、このふたつが近代医制を準備する最も重要なファクターだった、と考えている。前者は人体を切り開く行為を通じ可視的に真理を分析していく科学の理念、後者は学問の達成を社会の全体へ広めていこうとする方向性をさす。

とりわけ後者、種痘は、近代以降の医学に特徴的な概念を体現した医療として、重要な社会上の意義をもつ。たとえば、都市社会で種痘をおこなう場合は、住民全員を対象とする必要がある。それはもとより、生命の安全を公平に担保する意義を有するが、地域社会の全体で洩れなく取り組まない限り、十分な効果が望めないからでもある。だから、強引な手段を使っても「予防」の旗を掲げ、実現していく。近代国家がそうしたように。

もちろん、このやりかたは現代的な意味の「公平」理解には馴染まない。ともかく従前の臨床が罹病後の処置、つまり治療としての行為を主体としたのに比べて、健康な人びとを対象に、予防という概念を意識させた種痘の事業は、わが国における医療環境を近代のそれへ進化させるパラダイム転換だ、と評価できるのではないか。

安政期福井藩の医学教育改革

福井藩医学所の設立

話は大きく前後するが、越前国《えちぜんのくに》福井藩（松平家、三二万石）は、全国の諸藩と比べても、早い時期に専門教育機関を設けたところである。

一八〇四年（文化元）十月、一三代藩主松平治好《まつだいらはるよし》の江戸随行中、御匙《おさじ》医師（藩医《はんい》）浅野道有《あさのどうゆう》による献策が、医学所設立のきっかけだったとされる。藩医妻木陸叟《つまきりくそう》が記した道有の墓誌銘に従えば、道有は現状の学問体系に対する批判精神をもち、全くあらたな教育のシステムを創造する意図をもって「方伎《ほうぎ》（医術）」を伝授する機関を設立したのだという。

翌一八〇五年（文化二）二月には、藩医仲間が口上書を提出し、医学所の建設が正式に請願された。さっそく三月上旬に許可が下り、薬園も開設されることとなった。設立にあたり藩医上層が助力を惜しまず、実際の運営面でも、深くこれに関わった。

六月朔日、開場の祝儀（「神酒拝戴之義《みきはいたいのぎ》」）がおこなわれた。藩医中に加えて、医学所の建設に協力した、城下の町医《ちょうい》も出席が許された。祝儀では、漢方医学の医聖＝「神農《しんのう》・扁鵲《へんじゃく》・仲景《ちゅうけい》像」に神酒を供える作法が採用されている。同様の儀式は、これ以降、毎年正月七日に実施され、藩医一同の出席を義務づけた。

医学所は、まず藩医子弟の育成を目的としていたが、当初から、城下の町医・在村医《ざいそんい》も対象に含めていた。彼らに医学所という「場」を提供し、藩医と同じレベルの技量を身につけさせ、領内の医療環境をより高めようしたのである。

就学を希望する町医・在村医は、町役や郡奉行に連絡して「目付月番」へ伺いを立て、医学所に回覧する。担当の藩医は、申請者の身元を照会し、最終の決裁は総管（医学所のトップ）がおこなった。集められた医師のデータは、医学所の「惣帳」で管理した。また「子供素読・習書」＝子弟の教育を希望する場合は、当事者の親が学監以下、講師の家へ直接、出向いて事前に出席の申請をするルールであった。

薬品会の実施

江戸時代の中期以降、都市の知識人層を中心に、学究的な興味・関心をきっかけとする、多様な講・会が盛んに開かれたことは、よく知られている。たとえば、医按会《いあんかい》（治療方法の研究会）や薬品会には、売薬商などの医療関係者も積極的に参加した。

江戸における薬品会のはじめは、一七五七年（宝暦七）の「東都薬品会」とされ、その後、約一〇年のあいだに計六回、催されている。天明期（一七八〇年代）以降、幕府医学館を会場に、ほぼ毎年、定期的に開かれた。この会には『解体新書』翻訳グループら蘭学者も参加し、彼らによる研究会の意味合いが濃かったという。

福井藩においても、一八一九年（文政二）・一八三二年（天保三）・一八四二年（天保十三）の三回、医学所で薬品会を催している。

藩医山本家による一八一九年薬品会の記録によると、会は医学所の総管が主宰し、藩の目付が医学所に詰め、運営に参画した。町医・在村医はもとより、「余人」＝薬舗《やくほ》・一般の武士・商人、出品物を所蔵する者（「諸家珍蔵之者」）が参加した。基本的には、広く門戸開放された会であり、医に関する情報の共有が図られた。

三本の掛軸が示すもの

注目したいのは、薬品会開催期間中、床の間に三本の掛軸が飾られたことだ。「炎帝之図軸《えんていずじく》」「蘭山翁書軸《らんざんおうしょじく》」「御筆御軸」である。

「炎帝」は、中国古来の医祖として、各所で崇められた。医学所の儀礼が漢方のそれに則《のっと》ったものであることを象徴している。

「蘭山」は、本草学者《ほんぞう》の小野蘭山《おのらんざん》（一七二九～一八一〇）をさす。おもに京都を中心に活躍した彼は、家塾衆芳軒《しゅうほうけん》で本草の考究に専心した。福井藩薬品会の運営に深く関わった福井藩医妻木陸叟《つまきりくそう》は、一八世紀末に約二年半、蘭山に学んだ経歴をもつ。

蘭山は一時、幕府医学館へ招聘され本草学を講じ、採薬のため、全国を巡回した経験がある。一八〇三年（享和三）からは、講義筆録『本草綱目啓蒙《ほんぞうこうもくけいもう》』の刊行をはじめた。この書は、明の本草学者李時珍《りじちん》（一五一八～九三）が三〇年の歳月をかけ、編纂した『本草綱目』に関する考証に、自らの知見を加えたものである。

彼は、稲生若水《いのうじゃくすい》・松岡恕庵《まつおかじょあん》と続く本草学の学統を継承し、博物学的な内容へ発展させた功績者である。朝鮮や西欧にも広く目を向け、旺盛に情報を蓄積した。福井藩の薬品会も既存の知識体系を打ち破ろうとする主旨が顕著で、蘭山の思想が強く影響している。

一方、「御筆御軸」は、一三代藩主松平治好《はるよし》（一七六八～一八二六）の直筆をさす。治好は、実際に薬品会の場へ「御覧」に来たという。

会の終了後には、展示品の総目録を作成したが、これは江戸と福井の両方で管理され、同じものを二冊作成して、情報の共有化を図る。一八三二年（天保三）の会では、さらにもう一冊を作り、御側に届けた。藩主不在でも、目録を献上することで間接的ながら会に参加する姿勢をみせたのだ。この事実は、薬品会の性格を如実に物語っている。

薬品会は、藩主との強固な関係を前提に成立し、医に関する知識・技術の集積を目標に定めていた。同時に、藩主を頂点に戴く学問体系の完成をめざしたのである。
だが史料による限り、福井藩における薬品会開催は、一九世紀前半の三回にとどまり、恒常化はされなかった。その理由について私は、薬品会の手法自体が、この時代に特有の就学形態だったから、と考えている。それ以降は、解剖実験とか、蘭方を基礎とする実証医学の導入など、それに替わるあらたな学問の形態が登場する。

このように、医学所の運営には、当初から藩も積極的な関与をみせた。設立を起案した藩医はもとより、藩の側も、従前の学統や教育システム、医師の存在形態に対して不満を抱いており、現状打破の必要性を感じていたのだろう。

一九世紀前半における、専門教育機関の設立は、実学的な効用に対する希求に加え、学問のありようの刷新への期待が高まったことを象徴する出来事であった。

解剖実験を催行する

一八〇五年（文化二）冬、医学所が開設されてまもなく、浅野道有の発起で「観臓《かんぞう》」（解剖実験）がおこなわれた。彼は、罪人の処刑実施を聞きつけ、目付と町奉行に解剖の実施を申請したのである。ただし、藩医山本家の記録には「如先例被仰付可被下《せんれいのごとくおおせつけられくださるべく》」と書かれていて、それ以前におこなわれたことも推察される。

寒い時期ゆえ、火葬場の野外でなく室内で実験は催行された。執刀の指示は藩医のみに

表15　福井藩医学所による解剖実験

	年　月　日	性別
1	1805年（文化２）11月26日	男
2	1828年（文政11）９月22日	男女
3	1839年（天保10）10月５日	男
4	1843年（天保14）10月13日	男
5	1849年（嘉永２）10月16日	男女
6	1855年（安政２）12月９日	男
7	1861年（文久元）11月13日	男女

（出典）　新村拓編『日本医療史』（吉川弘文館，2006年），「越前福井藩医学史資料」（『若越医学史展』展示資料，福井市郷土歴史資料館寄託）

限られたが、薬品会と同じく町医・在村医も必要な手続きを経ると、参加できた。医学所の印を捺した「切手」を事前に入手し、実験場所へ赴くのである。

会場で控える場所や、藩医の邪魔にならないよう気を付けるなど、町医・在村医に対しては、細かいルールを定めた。万が一、参加は不適当と判断されたら排除も可能だったが、実際には、町医の参加申請はすべて許可されたようだ。

福井藩の解剖実験は、一八六一年（文久元）までに七回が実施された（表15）。とくに天保期後半（一八四〇年ごろ）以降は、約四〜六年の周期で継続的におこなわれている。実験への要請が高まったのかもしれない。

これらが漢・洋どちらの理論に基づいたかは史料上、明らかでない。戦前の研究である、大武玄夫『済世館《さいせいかん》小史』（一九三二年）は、「本来漢方ニハ解剖ノ標準トスベキモノナキヲ以テ或ハ杉田玄白《すぎたげんぱく》訳解体新書ニ拠シリモノナラントノ説アリ」と解説するが、この指摘はおそらく正確とはいえないだろう。

実験の終了後、特定の部位について、さらに精査したい者には、特別な配慮が為された。また、観臓翌日には、出席した医師の氏名・身元を、すべて目付に報告する義務があった。解剖実験それ自体を教育課程に組み込もうとしたのである。医学所のカリキュラムでは、当初から実証的な学問、臨床に有益な診療方法の習得が重んじられた。

福井藩医学の特質

笠井助治氏は、当時の福井藩校明道館《めいどうかん》について、学問的には低調で学派間の論争も活発でなかった、と指摘されている。だが、医学所の動向はそれと異なり、新奇の学問習得にも積極的なようにみえる。あらゆる身分の医師を対象により多くの就学機会を与えることも、設立当初から取り組まれている。

もっとも、医学所は、当初の理念・制度設計こそ志高い内容を誇ったが、他藩と同様、文政～天保期ごろ（一八二〇～四〇年代）の社会経済停滞とも関係し、その機能を十分に果たすまでには至らなかったと推察される。その証拠に、天保期ごろの医学教育の趨勢を示す史料はほとんど見当たらない。

さらに時代が下り、安政期に入るあたりから、状況は変化をみせはじめる。福井藩では一八五六年（安政三）正月、領内の医師による漢・蘭の兼学が解禁された。通達の冒頭に「医学については、これまで漢方で治療をしてきたけれども、近来は西洋医学が次第に盛んとなり、必要かつ有益な事例も少なからずみうけられる」（筆者による意訳）と述べられており、蘭方の有用性が、公的に公儀＝藩からも認められたらしい。すなわち、藩領内では早くから蘭方を標榜する者がおり、彼らの診療実績がいよいよ無視できないレベルにまで達した、ということである。現状の後追いとはいえ、この通達の意義は大きい。

笠原良策による教育提言

つまるところ、福井藩でも、医学所を軸に据えた専門教育のシステムは、機能不全をおこしていたのだ。伴五十嗣郎氏によると、笠原良策は医師教育の不備を早くから問題視しており、領内医師の診療スキル向上のため、臨床の実習に重点を置く養成機関の設立をめざし、私案を準備したという。「養生所造立趣意書」と題された草案は、実際に藩へ提言するには至らなかったようだが、安政期（一八五〇年代中ごろ）段階の医療環境、医学所の実態を示すものとして注目される。

趣意書のなかで良策は、人びとの衣食が不足しており、たとえ医師を招いても、満足な医療を受けられない状況にあること、とくに僻地では携わる者も少なく、稀に存在しても「庸劣」で、「病理をしらす医書をも不読、只糊口《ここう》の為に素人を欺《あざむ》くのミにて、反《かえつ》て病の自然の道筋を妨けて、自ラ治すへき病をも、死地ニ陥らしむる事 甚《はなはだ》多し」と現状を嘆く。

そのような医師に診療行為を許可するのもまた罪だ、といった認識から、良策は医師に必要な教育を受けさせる機関の設立を訴え、次のように主張する。

邦内、当時医の数ハ多分ありといへとも、遊学金を持て数年の修行するものハ甚少し、其修行も僅《わずか》に一二年の間、紙上之研究のミにて、病人ニ当り実地を踏《ふみ》て、治療の真意を得て帰るものハ尤稀《まれ》なり、故ニ当世ハ良工斗《ばかり》を撰《えらぶ》時ハ、大国といへとも二三人ニ過ず、二人や三人にて国中之病を治し得へきニあらされハ、良医の多く出来べきやうにする事第一なり、良医を多く仕立、又国中人民之非命の死を救はんとならハ、養生所を建ルニ如《し》くハなし

大きな規模の藩領なら二、三の養生所を設置することは「最大之仁道、所謂《いわゆる》博施済衆の眼目」であるし、そこから良医が多く輩出されれば、あるいは不治の病に対する治療法も発明されると考え、その効用に期待したのである。

漢・蘭の兼修が解禁される

一八五七年（安政四）、福井藩校明道館の学監同様心得なる役に就任した橋本《はしもと》左内《さない》（一八三四〜五九）を中心に、藩政の改革が断行された。福井藩では、一八四七年（弘化四）、中根《なかね》雪江《ゆきえ》の進言により西洋砲術の伝習を開始するも、彼はさらなる蘭学振興策を打ち出した。

藩医の家に生まれた左内は、緒方《おがた》洪庵《こうあん》の適塾《てきじゆく》で蘭方医学を修め、一八五二年（嘉永五）には藩医に就任、種痘普及などに尽くした。江戸遊学の経験があり、坪井《つぼい》信良《しんりよう》・杉田成《すぎたせい》卿《けい》・戸塚《とつか》静海《せいかい》など、高名な蘭学者から洋学《ようがく》を学んだ解明派としても有名であった。

左内の次弟綱維《つなこれ》も、江戸で江川太郎左衛門（英敏）・坪井信良などに学んでいる。彼は

左内が幕府の譴責《けんせき》を受けると福井へ戻り、藩の医学句読師《くとうし》となった。その後、一八六四年(元治元)・一八六六年(慶応二)の二度、長崎医学校へ遊学し、ボードイン・マンスフェルトから指導を受けた。長崎では、左内末弟の綱常《つなつね》とも行動をともにしている。綱常は、橋本の家業を一一歳で継ぎ、明治維新以降、陸軍軍医総監や東京大学医科大学教授、日本赤十字病院院長などの要職に就いたことが知られる。

加えて、左内とともに江戸遊学を果たした益田宗三・魚住順方も、後に福井藩の蘭方医学発展に重要な役割を果たした。益田は、後に下総《しもうさのくに》国佐倉《さくら》藩の佐藤舜海《さとうしゅんかい》に入門、外科を習得した。一八五九年(安政六)、コレラ流行時には出府を命ぜられ、江戸の藩邸(上屋《かみや》敷《しき》)に滞在、修業を続けたという。また、魚住は、大坂の適塾に学んだが坪井門に移っている。後には長崎で松本良順らに接し、コレラ療法の伝習にもつとめた。

洋学の習得と遊学

あらたに設置された洋書習学所では、開国へ扉を開きつつある社会状勢に応じ、物理・化学・物産・暦算測量・天文・地理など、幅広い学問を取り上げた。加えて兵学・洋学の習得をめざし、藩政の意向に沿った明確な指針を打ち立て、積極的に外部への遊学を実現している。熊澤恵里子氏の指摘によると、藩士身分の一五%以上が遊学に出かけ、藩命を受けたとの使命感から、短期間で成果を挙げることを強いる結果になったという。

遊学にさいしては、家格に拠ることなく、当人の能力本位を徹底し人材を選んだほか、学資援助の制度も導入した。財政的に厳しい状況にあったが、莫大な経費を遊学に充て、藩に有用な人材の育成をめざした。教育と藩政が、密接に連携していたのである。

当時、医学所の句読師として洋学教授を担当した宮永欽哉《みやながきんや》は、二〇代前半で京都（新宮《しんぐう》凉庭《りょうてい》）・大坂（緒方洪庵）・江戸（杉田元卿・箕作阮甫《みつくりげんぽ》）へ遊学に出た。帰郷の後は、笠原良策・半井仲庵《なかいちゅうあん》らとともに藩命を得て、西洋砲術書や練兵書の翻訳につとめている。また、欽哉の弟にあたる高桑実《たかくわみのる》は、坪井信良・緒方洪庵門下で、一八六五年（慶応元）に長崎遊学、幕末〜明治初期にかけての福井藩における医制改革（病院・医学所・種痘所）を中心的に主導した人物である。

福井藩医学所の学制改革

橋本佐内の指針を受け、医学所の教育カリキュラムは大幅に改正された。このとき採用した制度は、一八六九年（明治二）十一月に学課が刷新されるまでの基本方針となった。おもな内容は、次のようである（図36）。

(1) 藩医の子弟は、八歳を迎えた時点で藩校明道館《めいどうかん》に入学し、基礎教養（「学文」）を学ぶ。

(2) 一三歳になると医学所に入学し、診療術に関する修業（「医学研究」）をおこなう。

(3) 基礎的な読み書き、および基本文献（『傷寒論《しょうかんろん》』『金匱要略《きんきようりゃく》』『医範提綱《いはんていこう》』『解体新《かいたいしん》

萌　生

↓

＊藩医の子弟は８歳で藩校明道館に入学．13歳で済世館での修業を始める

＊『小学』『四書五経』の素読をマスターし，漢方『傷寒論』『金匱要略』，蘭方『医範提綱』『解体新書』の習読が済んだ者は「萌生」から「初級」に進む

初　級

↓

＊漢方『素問』『霊枢』『難経』『千金方』『同巽方』『外台秘要』『温疫論』『外科正宗』，蘭方『内科撰要』『熱病論』『病因精義』『医療正始』『済世三方』『和蘭薬鏡』『遠西名物考』『病学通論』等の習読が済んだ者，『傷寒論』『金匱要略』『医範提綱』についての詳しい講義を受けた者を「進業生」とする

進業生

↓

＊進業生のうち，毎年提出する「活按」で「宜（＝優）」が３年続いた者を「成業生」とする

＊ただし，原書の翻訳授講が出来る者は活按の成績に関わらず「成業生」となる

成業生

↓

＊成業生になったうえで，受講の心がけがよく，学問・話術とも優秀な者を「得業生」と名付け，重役の医官として採用する

得業生

＊今後は，医家の継承にあたって，跡を継ぐ者や代替を願う者の階級（進業生・成業生などの別）や医学所での成績を逐一，申告すること．心得違いがあったり，学業の成績が良くない場合は，相続に支障が生じることになる

図36　福井藩医学所の進級システム（安政４年）

（出典）『若越医学史展』展示資料の内容を筆者が整理した

書《しょ》』の四書）の素読が終了した時点で「萌生《ほうせい》」（初級生）として認定する。

(4) ひきつづき『素問《そもん》』『内科撰要《せんよう》』など約二〇種の医学テキストを習得した段階で「進業生」に認定する。

(5) 進業生は、毎年「活按《かつあん》」（治療術に関する実践的なレポート）を提出し、成績「甲」が三年続けば「成業生《せいぎようせい》」に進級する。また、原書購読で「翻訳授読」を担当できる者は、活按成績の甲乙にかかわらず成業生となることができる。

(6) 成業生に認定され、書生としての生活態度も良好、かつ「学問・話術」ともに上達した者を「得業生《とくぎようせい》」に指名し、藩医のなかでもとくに重職に就くことができる。

(7) 毎月「稽症会」（医案に対する研究会）を開催する。

(8) 毎年歳末には、奥医師《おくいし》以下、町医・在村医に至るまですべての医師が、一年に治療した患者の姓名を記し、提出する。

以上のように、段階的なカリキュラムを組み、システマティックな形で、より効果的な医学教育をおこなうこととした。なかでも興味深いのは、明確な進級システムが採用された事実だろう（(3)〜(6)）。一八五七年（安政四）のデータによると、得業生はひとりもおらず、成業生が藩医七名・町医四名（以下、同様の区分）、進業生《しんぎようせい》が九名・一三名、萌生が一二名・二三名で、併せて藩医二八名・町医四〇名が医学所生として名を連ねている。

教材に用いる医書も事前に決められており、萌生＝初学の段階から漢・蘭をともに学ぶようになっていた。これは進業生まで同じである。

なお、医学所では、半月サイクルで課業日程を定めていたが、講師の構成は、漢・蘭をほぼ同じ割合としていた。

症例研究会の開催

前掲(7)の稽症会については、「医学所へ集会致シ、医按・病状細密ニ相認、指出相互ニ処方相定《あいさだめ》候《そうろう》て教授之論断をも可申事《もうすべき》」と記されている。医師中の有志が集まり、具体的な症例を取り上げて、治療の方法に関する議論をおこなう会であった。毎月朔日と十五日、藩医と町医の交替制で実施される。

このような症例研究会は、幕府医学館や、諸藩の専門教育機関、医師が私的に開催するサークルなどで、よくみられたものである。多紀元堅《たきげんけん》『時還読我書続編《じかんどくがしょ》』によれば、幕府医学館の「医案会」は一〇〇日に二〇回、「疑問会」は、三回の割合で開かれた。

一方、福井藩の稽症会では、参加状況や会での成績をチェックし、それを医学所教育の課程へと反映させた点が、最大の特徴といえる。なお、具体的な会の運営手法については、表16にまとめたので、参照されたい。

稽症会は、毎月定例日を定め、小グループを単位として開催された。医師仲間を数組に分け、各組ごとに会を振り分けたようで、五〇歳以上の者と「組外之生徒」は、参加を強

表16　稽症会の手順と規則

1	毎月朔日・15日正午，御用や病気などの理由を除き必ず出席すること（50歳以上の者，組外の生徒は出席自由） 奇数月の朔日…藩医が一ノ側，15日…二ノ側 偶数月の朔日…町在医師が一ノ側，15日…二ノ側
2	入院中の病人から1～2名を選び，住所・身分・職業・男女・病状・脈情・日数と，これまでの療法を明細に提出する
3	各自が医按を提出．ただし医按の書き方は漢文・俗文，何でもよいが，趣意通暢に努める．病人の姓名や住所は，必要に応じて隠してもよい
4	各自が持参した医按を互いにみせ熟考した後，病状を説明し処方を患者に渡す．処方は漢・蘭・和方どれでもよい
5	元来はおのおのが自身で決めかねる処方を討議する会であり，教授の判断で処方を指図すること．その後，病の進退については明確に報告すること

（出典）　新村拓編『日本医療史』（吉川弘文館，2006年），「越前福井藩医学史資料」（『若越医学史展』展示資料，福井市郷土歴史資料館寄託）

制されない。この取り決めは、藩領内で医療を中心的に担う医師を選び、彼らを主たる対象にして技量を磨かせる、という所期の目的に拠るものであった。

会で検討される治験者は、医学所に逗留治療する患者から選ばれた。診療にさいして、患者に関する詳細なデータを提示しなければならないが、漢・蘭・和、いずれの治療方法を採用するかは、基本的に医師に委ねられた。

漢・蘭併存の様相

また医按=カルテ作成も、漢文・俗文（一般の和文）どれでも構わないが、患者への説明は「趣意通暢《つうちょう》（つかえることなくよく通ること）」を心掛けるように定めた。一八五六年（安政三）以来、漢・蘭併習の方針を基本としており、手法上の平等性が堅持されている。もっとも、漢・蘭が手法上、併存し得た理由は、医の正統を公認するシステムが、どこにも不在だったからである。研究史では、ことさら両者の差異を強調する向きもあるが、福井藩の医学所では、和=おそらく民間療法を含んで、両者の併存が大前提とされた。漢・蘭に関係なく、あらゆる学問の達成は批判され、止揚すべきであって、もし漢方の手法に排除すべき点が存在するとすれば、それは学問に向かう態度、治療方法の非公開性といった、学統重視にともなう弊害に他ならない。

手法の公開性

稽症会は、もともと困難な症例に対し、複数の医師が医按を持ち寄った検討会をルーツとしている。もちろん、臨床技量のスキルアップに直結する実践訓練ゆえに、「教授参考裁断」＝講師の指導もおこなわれたが、それよりも、医師たちが相互で医按を交換し、学びあうことがむしろ大切とされた。

留意すべきは、表16各項の規則であろう。患者に症状を開示し、治療方法の説明はスムースにおこなうよう心掛けよ、と医師としての姿勢、心構えにふれている。

たとえば、処方を決め兼ねる病状の場合、症状を記して公開、複数の医師で相談のうえ、教授が処方の指図をおこなう。患者の進退や治・不治の結果について、後で詳しい経過の報告をする。そのさい、処置した薬名を記すだけでなく、品名・味・分量などの詳細も公開し、医按について互いに意見を交わせることが重要だ、という。

とくに最後の点は、従前の学統を軸とした、漢方医学のありように対する重大な批判となり得よう。当時の漢方学統が本質的に有した「秘匿性」に疑義を呈したからである。過去に施用した処方と検討された処方につき、薬名だけでなく分量などの詳細に至るまで完全に開示することは、科学的実証への理解を促す意味でも、不可欠なのである。

臨床の蓄積としての学問が秘伝とされ、医師集団内部で占有される状況は、学問発展の阻害要因に違いない。専門教育機関の創設は、本質的にその種の克服を目的とした行為でなかったか。実学への志向が強まるなか、閉鎖的にすぎる学統の論理は、次第に許容され難くなった。そのような流れが、公儀＝藩の単位で顕在化したことの意味は大きい。

福井藩は「御改正」を申し渡すさい、藩医を前に主旨を明示した（『越前福井藩医学史資料』）。最初に、医師の職分は「仁愛」の理念に基づくものと定め、広く学術を講習し、研鑽に励むことを求めたいが、一面で医は家業でもあるから、就学の内実は本人の意志に任せてきた、と述べる。

しかし、実態として、医学所の機能もおざなりになって、多くの医師が就学を怠る現状もみられるゆえ、あらたに教育制度を定めたという。改正にさいし、和・漢の医制を広く参照したとするが、どの藩のスタイルが参照されたのか、現時点では確定できない。

着目すべきは、跡目相続時の規則が盛り込まれたことである（二二二頁図36参照）。実際にどの程度、適応されたかは不明だが、対象者の「階級」（萌生、進業生など）や成績状況が医家相続のさいに考慮の対象とされたことは、画期的なことといえる。

前掲(8)は、領内で活動するすべての医師が毎年末、療治対象者の姓名を報告することを義務づけているが、これもまた、医学所を介した医療統制の手法である。

これと同様の手法は、他藩でも比較的よくみられる。たとえば、伊勢崎藩（酒井家、二万石）では「帳〆」と称し、前年の十二月から当年十一月までの療治記録を全て「療治書上」にまとめ、藩に報告させた。

「御改正」のねらい

これまでのように、漢方学統の師匠が弟子におこなう教育とは、誤解をおそれず簡潔にいえば、「診療に関係する知識・技術の伝統的な賦与」である。一方、医学所を中心とする教育制度は、これに真っ向から対抗したものといえよう。

知識・技術を完全な形で広く公開することや、医師間相互における積極的な交換を奨励し、藩による方針として位置づけたことは、「御改正」最大の眼目といえる。これは、きわめて合理的なシステムなのであって、従前の漢方学統によくみられた、私的な師弟関係を根幹とした教育＝伝授のありようとは、全く異質である。

福井藩の医学教育にとって安政期は転換の画期といえるが、当然ながら教育の成果は、組織の改変後すぐ効果がみえるものではない。このあたり、現代でも教育に即効性を求める首長が一部にいて、非常に悩ましいところだ。教育機構の改編で、ただちに医療環境の質が高まる、と考えるのはそうとう無理があろう。

その後の府中医界

さて、再び府中の医学館に注目すると、おそらく以上に述べた（本藩である）福井藩医学所の達成、安政期の改革の指針から多くを学びつつ、一連の制度を構築していったものと考えられる。その実態は、「皆川家文書」に残る史料だけでは不明な部分も少なくないが、本章のむすびに、やや時代を下って、明治最初期の医学館の動向に即し、若干の事実を取り上げておきたい。

一八六九年（明治二）六月十七日、諸藩の土地および人民を天皇に返上する版籍奉還《はんせきほうかん》の実現により、従前からの統治機構は大幅に様変わりした。府中領は、あらたに任命された福井藩知藩事の指揮下となり、これを機として、本多家による当地独自の政治支配形態は解消された。家臣の多くは、旧領主となった本多家と自発的に盟約を交わし、ひきつづき忠君を誓ったという。

以降、府中では、福井藩の主導によって新制度が次々と打ち出される。府中医師もまたその混乱に巻き込まれた。一八七〇年（明治三）二月には、医師開業規則が変更される。従来、城下町の医師志望者は、いずれかの府中医師に入門、医学館で修業を積んだうえで開業許可を得る決まりだが、医学館で試業を課す免許制へと改められた。開業時の医学銀上納を廃する一方、免許を得た医師には、医学館と病院での業務を義務化した。

このころ福井藩領では、福井西本願寺別院に福井病院を創設し、市内四ヶ所に枝病院を置いた。十一月には、三国《みくに》・武生《たけふ》（一八六九〈明治二〉年十月八日、府中は「武生」と改称された）の枝病院を加え、福井病院の主張所としている。旧来の府中医学館・除痘館を武生枝病院に併合し、府中医師はそれぞれ病院内部の役職を担った。

なお、売薬の流通に関しては一八七〇年（明治三）九月、領内数ヶ所に「合剤取次所」を設置した。軽い病気で薬を購入する場合、いちいち面倒な手続きを経て、処方を受けねばならない現行のルールを緩和して、免許をもたない薬種屋でも、取次所から許可を得れば配剤できるように改めた。よりスムースな医療活動の盛行と、藩による統括をめざした施策である。

翌一八七一年（明治四）七月の廃藩置県《はいはんちけん》を機に、福井県下の病院はすべて私立経営へと移行した。ほとんどの府中医師も、続けて武生病院の運営に携わっている。病院付属の器機や書籍は本多家の下附に拠ったが、経営は振るわず、同年十二月には廃止されてしまう。

府中医師に対する試験と免許

閏十月二十五日、府中「仲間　幷《ならびに》　町医一統」の計一四名が福井の医学所まで呼び出され、（福井藩）医長半井仲庵・橋本彦也《げんや》（綱維《つなこれ》）・監事下山久の三名が、実地試験をおこなった。その内容は、サンプルとなる病人の症候を記し、処方するという簡単なものである。

試験の結果、合格が（「免札御渡し」）七名で、残る七名は「医業は従来どおりおこなってよい、ただし開業免札は、追って試験をおこなったうえで渡す」との判定、つまり仮免許の扱いとされた。追試の結果に拠っては、免許の取消もあり得ることになる。

この種の試験の実施については、内容と結果それ自体、たいへん興味深いものだが、医師としての立場で考えてみれば、そもそも自身の身分がいったい何を根拠として存立していたのか？　そのことをあらためて問い糺す、大きなきっかけとなった。

当時、福井藩の全体では藩医が三〇名ほど、在村医は領内に少なくとも二〇〇名以上が活動していた。だが、彼らに対し同様の考試を課した形跡はない。府中医師にのみそれがおこなわれたのは、まさに政体、支配体制の変更が原因だろう。

福井の藩医中は、府中医師を包摂し、既存の医制へと彼らを組み込む必要に迫られたのである。そのためには、医師の力量を査定する機会が必要だ。あるいは、試験や免許制という発想自体、安政期に実現した、医学所改革の主旨と通底するのかもしれない。

重要な点は、支配関係が変更された以上、府中医師にとって、本藩の医学所の管理下で活動することのみが、自らの生業を継続し得る唯一の選択肢となったことだ。維新の社会混乱を経てもなお、明治新政府による「医制」成立以前は、既存の専門教育機関が医療環境の維持・監督という役割を担い続けたのである。

医療環境の近代化を準備したもの——エピローグ

医学発展の主体はどこにあったか

本書を通じて、私が最も注目してきた「専門教育機関の創設」という流れは、早いところで一八世紀の後半から顕著となった。全国レベルでそのような方向へと進んだにもかかわらず、幕府の対応といえば、きわめて限られたものであった。管見の限り、幕領や三都で、公的な形での専門教育は実現しない。医学系の私塾は多くみられたが、その開塾には認可を要しないし、そもそも公儀の側で教育の実態を把握する動きはなかった。官立化した多紀家の医学館も、どちらかといえば家塾《かじゅく》の延長線上にあるといえる。やはり幕府による医療政策の不在は、明らかだろう。

むろん私は、施設＝箱モノの充実とか、カリキュラム整備といった動向をもって教育発展のメルクマールとする、単純な発想を主張したいわけではない。制度の充実と就学の効果は必ずしも相即しないというのが、過半の読者の経験を踏まえても、首肯され得る見解ではないか。改革を叫ぶたび教科を新設したり、委員会を設置したり、明確なビジョンを示さないまま朝令暮改でやりかたを変える。そんな現代の惨状にはうんざりだ。

そもそも考えてみれば、専門教育機関ができても、それがすぐ従来の手法にとって代わる必然性は何もない。たとえば、ルネサンス期の西欧における近代科学の発展は、大学の外、権力による干渉から自由なところで成立している。一方で、わが国では学統という存在が独自の論理で医師を束ね、身分と生業の安定を保障し、人材育成にもつとめたのである。うまく機能しているやりかたをひっくり返していく作業は、一見簡単なようでいて、実はそうとうな覚悟とエネルギーを要するものだ。

きっかけは、全国レベルでの流通・経済の発展と、それを基礎とする医療環境の整備にある。患者の側が、医師のおこなう診療の内容について、相応の成果を求めはじめた。そうなると、医師の意識も変革を余儀なくされる。

患者の顔色をうかがい、その評価や評判を意識する。一方では、診療という生業が商品化の色合いを増すような、副作用もあったろう。だが、社会全体の流れとして、実利に溢れる学問、合理的な就学スタイルの追求が始まる。学問体系の理念型を再検討する気運が学統の本質＝「秘伝」性の批判へと結びつくのに、さほど時間はかからない。

蘭方医学の普及と社会

さらに一八世紀半ば以降、蘭方医学の移入と普及がそのような流れに拍車をかける。蘭方の隆盛は、確実に、地域社会レベルにおける医療環境の特質を変える起爆剤となった。そして、公儀は、これらの動向をただ追認するのみであった。

本書「医を学ぶ場所」章の冒頭でみたように、江戸時代を通じて、実証主義への傾斜は着実に進展した。蘭方の採用も、基本的にはその文脈で理解できるけれども、それはただ無批判に肯定されたわけではない。既存の医界が抱えている課題を打破したい、といった積極的な動機がそこには併存する。杉《すぎ》田《た》玄白《げんぱく》などは、学統というシステムがもつ負の面を是正しようとする意図をはっきりと示していた（二二三〜二二六頁参照）。

しかし、だからといって、彼ら蘭方医家たちが、たちまち医界全体のオープン化とか、従来の教育システムを変えていく行動に出たのかといえば、それも事実と違う。大半は、それまでのスタイルがもつ問題点に気づきながらも、知識・技術の習得に徹したし、あくまで療治の成果追求に専念している。医療の現場では、漢・蘭の分け隔てをせず、必要に応じて双方を都合よくチョイスするのが、時代の常道だった。

結局、学問や教育のありかたがどう変わろうとも、医師が拠って立つところは、小単位で組織された集団なのである。この原則は、江戸時代においてずっと一貫していた。

医師集団と学統の関係

地域社会に根をはる医師集団は、構成員が所有する学問を管理・監督し、その作業を通じて、医療環境を整備する責務を負った。そのことは、「ある地方医師の京都遊学」章の最後で取り上げた、医家継承の例に顕著であろう。府中の医師集団は、医家継承を容認する条件として、学問上のキャリアを重視した。そして、候補者が一定の資質を具えていないと判断したとき、彼を遊学に出すこと、つまり他所へ出向いて、学統との関係を構築するプロセスさえも許さなかった。

しかし通常、医師がどの学統を選ぶかは、当人の関心のみに基づくはずである。知識・技術の習得は、本来、恣意的な性格が強い。医師集団と学統は、前者が後者、つまり師弟という人どうしのつながり、おのおのの意思で取り結ばれた、プライベートなネットワークの存在を容認する、一方的なものであって、それに疑義が呈されることは、まずない。府中医師のケースは、やむを得ぬ判断といえる。ただ、医師集団としては、地域社会の医療環境の水準を維持するという、果たすべき役割を実行したまでなのである。

このようなスタイルが一般的であるなか、一八世紀末ごろから、専門教育機関設立の機運は高まりをみせた。医師集団と学統が、絶妙なバランスをとりながら医界の構造を完成させていたところに、その役割を代替し、しかも「学校」という、まるであらたな仕組みを持ち出して、医師たちの組織化を試みたのである。これは実に刺激的な作業だ。

専門教育機関は、誰が医師なのかを自らの手で規定し、同時に、医師が習得する学問の内容に責任をもとうとした。さらに、単位社会レベルにおける医療上の課題に向き合い、それを公的な指針のもとで克服する、医療政策の実現をめざした。しかし、医師集団と学統という既存の仕組みをどのように取り込み、あらたな枠組みに代えていくか、明確な指針をもたないため、遂にその機能を満足に発揮することが出来なかったのである。

大槻玄沢の提言がみすえたこと

もし仮に、専門教育機関の運営が本来の目標のとおり、うまく進んでいたとすれば、藩（地域）どうしが良い意味で競い合い、もっと高い水準の医療環境が当時から実現していたのかもしれない。空想上の議論をしても仕方ないが、たとえば、近・現代医療にとって長く未解決の課題とされている、医療の地域間較差の問題にも、何か有効な解決策を提示し得たのかと思うと、まさしく臍《ほぞ》をかむ思いである。

大槻玄沢《おおつきげんたく》の「育才案」が珠玉なのは、専門教育機関をたんなる「医師育成のための箱」ととらえず、その先にあるはずのものを見据えていたことだ。彼は提言のなかで、地域医療のリーダー役となり得る優秀な医師（「精熟之人物」）をどうやって育てるかを第一に考えるべきだ、と強く主張した。ここが何よりのポイントであろう。

彼の指摘する手順は、次世代の医師を育てるにふさわしいばかりか、領内の医療環境を支えるうえで、おおいに益となる。その種の社会資本整備こそ、公儀のまず果たす役割だ、と熱心に訴えたのである。十分に現代でも通じる提言ではないか。昨今の改革議論を眺めても、そこまで視野の広い見解にはそうそうお目にかかれない。私の深読みかもしれないが、玄沢は医師の「育才」を論じているようでいて、実のところ地域の医療環境をどうやって充足させていくかという、より大きな課題にも迫っていた。

私たち現代の感覚でとらえると、玄沢の提案は至極、真っ当なのだが、だからといってすぐさま彼の意見が採用され、教育の主導権が専門教育機関の側へ移ることはなかった。彼の語った理想のように、地域社会の医師をうまく統括し、医療環境の拡充を図るために機能を発揮し得た機関は、いったいどれほどあったのか。その類の精査、全国の専門教育機関の実態分析は、私が取り組むべき、今後の課題と考えている。

専門教育機関の機能不全

本書では、さしあたってその達成が叶わなかったパターンをいくつかつかみてきた。幕府医学館や彦根藩医学寮・福井藩医学所、みんなそうだが、一九世紀の前半ごろ一時的に隆盛をみた各地の専門教育機関は、ほとんどの場合、活動がすぐに尻つぼみの状態となってしまった。本格的な運用開始には至らず、結果的に箱モノの存在だけが目立つ結果となる。全くありがちな話だ。他方、医師集団の指針が地域医療をリードするといった本来のありようは、まるで揺るぎがない。

本書「変わる医療環境」章でとりあげたように、嘉永《かえい》・安政《あんせい》期（一八四八〜六〇）、種痘《しゅとう》の普及を積極的に推進し、医療環境を変えたのも、一部の有志の確固たる意志であった。「制度」とか「学校」が、現実の課題に即応し得る力をもちあわせていない。それはいったいなぜなのか。それぞれの専門教育機関は、確かに高い理念を掲げた。設立はされたけれども、それが本来の役割を果たすに至らないとなれば、それは、当時の医師や地域社会の求めるニーズと、まるで合致しなかったからに他ならない。

医師たちがずっと熱望していたこと、すなわち、先端の知識・技術の習得についても、仮に専門教育機関が機能すれば、そこでそれなりの目的を果たせたはずだ。

玄沢は、「ある程度、専門教育機関で学び、医の研鑽を積んでから、遊学に出かけたほうが効果はある」と述べ、要は段階を踏むよう主張した。確かにそのとおりだが、各地に設立された専門教育機関は、実際には理想を追求するに無力すぎた。

たとえば、本書「変わる医療環境」章で紹介した、福井藩の医学校改革である。教育プログラム整備を医家継承の承認と連動させて進めていく取り組みは、ようやく安政期（一八五四〜六〇）になってから主唱された。これでは、あまりにも遅すぎる。また、公儀＝藩が主導する遊学奨励のスキームは、早い時期から全国の各地でみられたものの、それも散発的であり、十分に確立された制度だったとはとても評価できない。

結局、医師の立場でみれば、学統の枠組みがあるのに、それと別の位置にある専門教育機関で学ぶことの積極的な意味がみいだせない。いったい何が医の正統なのか？　どうやって医の知識・技術を習得していくのが本筋か？といった基本的な疑問に対し、公儀は明確な指針を示せず、自らの役割を全うできなかったのである。

遊学のニーズと獲得目標

どのような学問を習得するか？　漢方か？　蘭方か？　その種の選択は、現実の課題を勘案して、それぞれの地域の専門教育機関が方向性を示すべきだった。しかし、実際のところは、それが個々の意思に委ねられたから、医師集団の要請と合致しないケースも多々出てくる。大槻玄沢が「育才案」で危惧した状況は、まさしくこのことであろう。情報の伝達も限定的であった時代、学問と師匠選択の恣意性は、たちまち正・負の両面を併せもつ。専門教育機関の下す判断が、ほんとうに地域の医療環境にとって妥当なのか、その是非を確かめる手段すら、みあたらない。

地方を拠点に活躍する医師たちにとってみれば、学問・文化の最先端をゆく都市社会の医界と関係をもつことこそ、唯一とはいわないが、最大の願望であったことは、疑いないところだ。自家の経営面を考えても、それは不可欠なのである。江戸・京都・大坂などで医師たちが取り結ぶネットワークには、とにもかくにも加わっておきたい。著名な医家と交流し、伝習の成果を地元へ持ち帰ることも、そうとう魅力がある。誰が何といおうとそこはゆずれない。だから、意欲にあふれた医師たちは遊学というありようを自ら選択し、積極的に都市をめざす。このような論理が先をいくなかで、専門教育機関を軸とする医療環境の枠組みが受け入れられる余地は、どれほどあったといえるのか。

本書で取り上げた皆川文仲《みながわぶんちゅう》・石渡宗伯《いしわたそうはく》はすでに越前国府中の医師集団内部で一定の地位に就きながらも、なお最新の知識・技術の習得を切望し、遊学を実行した。当初は「京都へ行く」ことだけを決め、誰の門下で学ぶかは現地で熟考したが、そのようなやりかたも医界情報の限られた当時としては、ごくふつうのことであった。事前に周到な準備ができる状況ではない。そして、遊学の内実は、あくまでも各人の興味・関心に委ねられる。ふたりの場合、それまでの経験を踏まえて、蘭方医学の吸収を当面の目標に据えたから、それに叶う入門先を選択したまでのことだ。

府中では、専門教育機関の設立の動きがあり、仮医学所という形ながら、実際に運用が始まっていた。それにもかかわらず、彼らは、医師身分としての本質＝知識・技術をみがく手段として、遊学という行動をとった。あるいはそのような手段を選ばざるを得なかったという事実は、医師集団と学統の関係を考えるうえで、たいへん重要であろう。

学問の地方への還元

医師たちの就学意欲と、自発的な活動のおかげで、都市を中心に構築された先端の医学は、地方へと普及する。つまるところ、当時の遊学は、医師集団の存立や、医師の再生産構造と深く関係する行為であった。江戸時代を通じ、どれほどの医師が遊学を試みたか、数値として掲げることはできないけれども、学問普及の主流がこのようなスタイルにあったことだけは確かである。

たとえ公儀の支援が不十分でも、また、幕末の福井藩のように政治上の獲得目標を据えた修業でなくても、私費で遊学を希望する者は、後を絶たなかった。少しでも有用な学問を学ぼうとする意欲、志というものは、制度・政策の不備を簡単に凌駕する。

皆川文仲・石渡宗伯らの京都遊学は、彼らの意志のみをベースとして自発的に取り組まれたが、同時に、府中医師全体の意思を体現してもいた。だからこそ彼らは遊学中、貪欲なまでに新奇の学問を吸収し、余すことなく府中へ持ち帰り、地域医療に還元しようとする姿勢を忘れなかったのである。本書では、史料上の都合もあり、具体的には医書の筆写という例を掲げるにとどまったが、遊学の成果は、もちろん府中に帰ってからする、実際の診療活動のなかで、大いに発揮されたことだろう。

彼らの行動は、結局どのような意識に拠るのか。彼らの使命感が、他の医師中に対する親切心か、あるいは長期不在の償いなのか、実際のところはわからない。おそらく文仲・宗伯以外の府中医師たちにも、最先端の知識・技術を習得したいといった欲求はあったはずで、ゆえに遊学に出ることのできた者は、彼らの期待を同時に背負い、情報収集の実働部隊としての役割を担う責任感をもつのであろう。

そのような意識の構造が、江戸時代を通じて地域医療の独自な発展を促し、結果として医療環境の成熟に結実したといえるのだが、この手法は、現代の医界、医療の普及実態の問題に絡めても、参照すべき事実ではないだろうか。

近代化を促した要素とは

それにつけても注目すべきは、公儀＝幕府による医療政策の圧倒的な欠如である。藩レベルだって、開明的な領主が活躍した一部のところ以外は、同じような評価でよいのかもしれない。結局、幕府は専門教育の本質について、たとえば具体的に何を教え、学ぶべきか？といった問題に、指針を示すことがなかった。医師身分についてさえ何も語らないのだから、それも当然だろう。

江戸時代の学問の発展は、医師個人の意欲、とりわけ一八世紀後半以降、新奇の医学を取り入れ、医界の構造改革を期した医師たちの活躍に支えられた、と結論づけられる。本書では、医書流通の拡大など、情報伝達の経過にはほとんどふれなかったが、遊学というありかたを踏まえ、たとえば種痘の普及をはじめとする、あらたな医の概念が広く地域社会へ普及し、医療環境の変革の契機となったことは、みてきたとおりである。同様の蓄積は、明治新政府の提示した医制、そして、医学教育・衛生政策の成熟に結びつき、その結果、わが国は、医療環境の迅速な近代化をスムースに成し遂げることができたのである。

本書「変わる医療環境」章の最後で取り上げた、明治最初期の府中医学館の運営実態を思いおこしてほしい。支配体制が一変し、学校という「施設」が引き継がれても、そこで為されることに一朝一夕の変化はみられなかった。公儀＝藩の主体的な政策が、そこにはまるで不在だったからである。地域社会の医療環境を再構築するためには本来、上からの強硬な改革が不可欠なのに、それがなかなか提示されない。

わが国の場合、医師の志望者をすべて国家の管理下に置き、その再生産活動を学校システムのもとで達成するには、結局のところ、一八七四年（明治七）医制成立後の制度改革をまたねばならなかった。そのとき、就学手法の近代化に歩調をあわせ、医師の生業も国家による公定＝医師免許制度を前提としたものへ改められる。

何度も繰り返し述べよう。江戸時代から幕末・維新の動乱期を通じては、〈公儀＝幕府による医療政策の不在〉があり、それと表裏一体であるところの、〈医師集団・有志の自発的な取り組み〉が医療環境の成熟を促した。そして、蘭方医学に代表されるあらたな学問の体系、医の概念の導入は、社会構造を大いに変えていった。

注目すべきは医師有志の的確な決断、貪欲かつ旺盛な知識欲、科学的な思考への真摯な姿勢である。それらの蓄積が、わが国の医療史上、最大だろう構造転換を成し遂げる原動力となった。最後にそのことをもう一度、強調しておきたい。

あとがき

私はこれまで「医療環境」というあらたな視角を提唱し、医療従事者に加えて、それを受容する側や社会との関係から、医学の発達をとらえようと試みてきた。実は、医という学問、専門教育受容のありようを分析するさいにも、このやりかたは有効だと最近になって気づいたのだが、すなわち、学問をリードした医師自体の存在形態を精査する意義の大きさである。その作業を経てはじめて医学史分野における膨大な蓄積は、歴史学という奔流のなかで再解釈され、ふさわしい立ち位置をみつけることができる。

江戸時代の医療状況に関する史料をいろいろと眺めるなかで、偶然にも「皆川家文書」という良質な史料群に巡りあえた。そして、それを補強する形で土肥慶蔵《どひけいぞう》が自家のルーツを振り返った『鶚軒游戯《がっけんゆうぎ》』所収の論稿があって、数多くの重要な指摘に接した。私にとって幸運なことに、これら先人の遺した貴重な史料・考究のおかげで、皆川文仲《みながわぶんちゅう》・石渡宗伯《いしわたそうはく》が学問を獲得した過程を、豊かなイメージで復元することが可能となった。もっとも、私の力量が及ばず、雑駁《ざつぱく》な叙述と、史料内在的な論点の羅列に終始したけれども、彼らの修学スタイルをたんに特殊な一事例と理解するのか、あるいはそこに遊学・教育という行為の本質をみるのか。その判断は、本書を読了した諸兄に委《ゆだ》ねたい。

学びに対する渇望、学ぼうとする者の謙虚で真摯な姿勢、それらを前提とする人間性の鍛錬にこそ、教育の本質はある。そして、教育そのものの専門性・特殊性が高まるほどに近代的な「学校」システムには、綻《ほころ》びがみえてくるようだ。最近、話題の「道徳」とか「研究者の倫理観」の問題。そういった基礎的なマナーの部分は、たとえば研修やセミナーでシステマティックにフォローするレベルの話題ではなく、そもそもまっとうな師弟関係が築かれてさえすれば、たやすく克服できるはずと思うのだが。

何も懐古趣味を唱えたいのではない。教育の本質を見据えるならば、前近代への視座は避けて通れない、と考えるまでのことだ。当時の医師たちの学問探究、究極の形としての遊学に焦点をあてることは、現代社会の教育、端的にいえば、人間形成の過程を追求することにも直結しよう。大槻玄沢《おおつきげんたく》の「育才案」だけではないが、江戸時代に取り組まれたさまざまな教育改革へのチャレンジをみるにつけ、そのように確信する。

本書の一部は、私がすでに発表した小文の内容を下敷きとしている。とりわけ「医を学ぶ場所」章の京学、「変質する医療環境」章で取り上げた、福井藩の専門教育改革に関する分析は、坂井建雄編『日本医学教育史』（東北大学出版会、二〇一二年）第一章「江戸時代の医学教育」で紹介したものを再構成し、詳述したものである。

本文で指摘したように、医学教育の実態について、一次史料を用いた考察、研究蓄積の包括的な整理は、長らく滞《とどこお》っていた。その点を憂慮していたところ、ありがたいことに、自分の考えを整理する機会を与えられた。さらに本書の内容についても、当初は「医療環境」概念の詳説をリクエストされたものの、すでに前著で実例を検討したことだし、移り気な私のこと、返す刀でこのような構成に変更させていただいた次第である。

それにしても、本書が形となるまで、あまりに想定外の時間をかけてしまった。ふだん会社で、まったく毛色の違った史料を相手にしているから、などというのは、怠惰な私の苦しすぎる言い訳にすぎない。早くから本書の企画を提案くださり、しかも長いあいだ、根気よく激励を賜った、吉川弘文館編集部の斎藤信子氏・伊藤俊之氏には、ほんとうに申し訳なく、ただひたすらお詫びの言葉しか出てこない。

また、本書の全体構想は、私がいつも非常勤でお世話になっている、大学の講義などで取り上げたものである。まだストーリーが固まってない段階で、そうとう生煮えなのに根気よく聞いていただいた、立命館大学文学部の受講生の皆さんには、この場を借りて、お礼を申し上げる。そしてもちろん、日ごろ学界と隔絶した場所にいる私を見捨てず、応援してくださる諸先生方の学恩には、あらためて深謝を重ねたいと思う。

ところで、最後の最後に。本書冒頭のツカミでふれた「江戸時代の医師を取り上げたテレビドラマ」だが、つい最近、このあとがきを書くちょうど直前に、コミックスのほうを読了した。「それはやっぱり読まなきゃダメですよ」ということで、わざわざ親切な知人が全巻を貸してくれたのである。ありがたい。なるほど、フィクションとはわかっていても魅力的なストーリーで、かなり楽しめたことをここで報告しておこう。その知人からは「次はＤＶＤを貸そうか？」との提案もあったけれど、さすがにそこまで時間がとれず、今のところ遠慮したままでいる。

二〇一四年七月

海原　亮

参考文献

全体に関わるもの

青木歳幸『江戸時代の医学』吉川弘文館、二〇一二年
海原　亮『近世医療の社会史』吉川弘文館、二〇〇七年
小川鼎三『医学の歴史』（中公新書三九）、中央公論社、一九六四年
酒井シヅ『日本の医療史』東京書籍、一九八二年
坂井建雄編『日本医学教育史』東北大学出版会、二〇一二年
新村　拓『日本医療社会史の研究』法政大学出版局、一九八五年
新村　拓編『日本医療史』吉川弘文館、二〇〇六年
富士川游『日本医学史』裳華房、一九〇四年
富士川游『日本医学史綱要』Ⅰ・Ⅱ（東洋文庫二五八・二六二）、平凡社、一九七四年（初版は一九三三年）

医師の身分と学問―プロローグ

海原　亮「知識・技術の所有と身分」『部落問題研究』一七六、二〇〇六年
海原　亮「藩医」森下徹編『身分的周縁と近世社会』七、吉川弘文館、二〇〇七年

竹下喜久男『近世の学びと遊び』思文閣出版、二〇〇四年
塚本　学「民俗の変化と権力—近世日本の医療における」『近世再考』日本エディタースクール出版部、一九八六年
塚本　学『都会と田舎』（平凡社選書一三七）、平凡社、一九九一年
速水　融『江戸農民の暮らしと人生』麗澤大学出版会、二〇〇二年
森潤三郎『多紀氏の事蹟』思文閣出版、一九八五年（初版は一九三三年）

医を学ぶ場所

海原　亮「一八世紀蘭方医学の展開とその社会的影響」『洋学』八、二〇〇〇年
尾形利雄『日本近世教育史の諸問題』校倉書房、一九八八年
大石　学『享保改革の地域政策』吉川弘文館、一九九六年
大槻磐水『磐水存響』思文閣出版、一九九一年（初版は一九一二年）
笠井助治『近世藩校の総合的研究』吉川弘文館、一九六〇年
佐藤昌介『洋学史研究序説』岩波書店、一九六四年
沼田次郎『洋学』（日本歴史叢書四〇）、吉川弘文館、一九八九年
山崎　佐『各藩医学教育の展望』国土社、一九五五年
山崎正董『肥後医育史』鎮西医海時報社、一九二九年
山田重正『典医の歴史』思文閣出版、一九八〇年

洋学史研究会編『大槻玄沢の研究』思文閣出版、一九九一年

ある地方医師の京都遊学

伊東　栄『伊東玄朴伝』玄文社、一九一六年
海原　亮「医療知識の移動と普及―藩医の遊学をめぐって―」『ヒストリア』二一三号、二〇〇九年
緒方富雄『緒方洪庵伝』岩波書店、一九四二年
熊沢恵里子「幕末維新期福井藩における国内遊学の実態」日本史攷究会編『時と文化―日本史攷究の視座』総合出版社歴研、二〇〇〇年
高橋克伸「春林軒『門人録』について」『国立歴史民俗博物館研究報告』一一六、二〇〇四年
土肥慶蔵『鶚軒游戯』改造社、一九二七年
庭本雅夫編『府中医学所思精館』南条郡医師会月次医学会、一九三六年
福田源三郎『越前人物志』中巻、思文閣出版、一九七二年（初版は一九一〇年）
山本四郎『新宮凉庭伝』ミネルヴァ書房、一九六八年
朝倉治彦監修『鶚軒文庫蔵書目録』ゆまに書房、二〇〇八年（稿本は一九二九年）
京都書肆変遷史編纂委員会編『京都書肆変遷史』京都府書店商業組合、一九九四年
東京帝国大学医学部皮膚科泌尿器科教室戊戌会編『鶚軒先生遺稿』戊戌会、一九三一年
武生医師会誌編纂委員会編『武生医師会誌』武生医師会、一九六七年
武生市史編纂委員会編『武生市史』概説編、武生市、一九七六年

土肥慶蔵先生生誕百年記念会編『土肥慶蔵先生生誕百年記念会誌』土肥慶蔵先生生誕百年記念会、一九六七年

変質する医療環境

海原　亮「医療環境の近代化過程―維新期の越前国府中を事例として」『歴史評論』七二六号、二〇一〇年
海原　亮「都市大坂の医療環境と適塾」『適塾』四三、二〇一〇年
遠藤正治『本草学と洋学』思文閣出版、二〇〇三年
笠井助治『近世藩校に於ける学統学派の研究』上、吉川弘文館、一九六九年
田中助一『防長医学史』上巻、防長医学史刊行後援会、一九五一年
塚本　学『生きることの近世史』（平凡社選書二一五）、平凡社、二〇〇一年
伴五十嗣郎「笠原白翁の養生所（医黌・施薬館）創立に関する史料」『実学史研究』Ⅲ、思文閣出版、一九八六年
伴五十嗣郎「笠原白翁の種痘普及活動（Ⅰ）（Ⅱ）」『実学史研究』Ⅱ・Ⅲ、思文閣出版、一九八五・八六年
福井県医師会編『福井県医学史』福井県医師会、一九六八年

著者紹介

一九七二年、大阪府に生まれる
二〇〇三年、東京大学大学院人文社会系研究科博士課程単位取得満期退学
二〇〇五年、博士（文学）
現在、住友史料館主任研究員

主要著書・論文

『近世医療の社会史―知識・技術・情報』（吉川弘文館、二〇〇七年）
「都市大坂の捨子養育仕法」（『住友史料館報』第四〇号、二〇〇九年）
「江戸時代の医学教育」（坂井建雄編『日本医学教育史』東北大学出版会、二〇一二年）

歴史文化ライブラリー
389

江戸時代の医師修業
学問・学統・遊学

二〇一四年（平成二十六）十一月一日 第一刷発行
二〇一五年（平成二十七）一月一日 第二刷発行

著 者 海《うみ》原《はら》亮《りょう》
発行者 吉川道郎
発行所 株式会社 吉川弘文館
東京都文京区本郷七丁目二番八号
郵便番号一一三―〇〇三三
電話〇三―三八一三―九一五一〈代表〉
振替口座〇〇一〇〇―五―二四四
http://www.yoshikawa-k.co.jp/
印刷＝株式会社 平文社
製本＝ナショナル製本協同組合
装幀＝清水良洋・宮崎萌美

ISBN978-4-642-05789-9

歴史文化ライブラリー

1996.10

刊行のことば

現今の日本および国際社会は、さまざまな面で大変動の時代を迎えておりますが、近づきつつある二十一世紀は人類史の到達点として、物質的な繁栄のみならず文化や自然・社会環境を謳歌できる平和な社会でなければなりません。しかしながら高度成長・技術革新にともなう急激な変貌は「自己本位な刹那主義」の風潮を生みだし、先人が築いてきた歴史や文化に学ぶ余裕もなく、いまだ明るい人類の将来が展望できていないようにも見えます。このような状況を踏まえ、よりよい二十一世紀社会を築くために、人類誕生から現在に至る「人類の遺産・教訓」としてのあらゆる分野の歴史と文化を「歴史文化ライブラリー」として刊行することといたしました。

小社は、安政四年（一八五七）の創業以来、一貫して歴史学を中心とした専門出版社として書籍を刊行しつづけてまいりました。その経験を生かし、学問成果にもとづいた本叢書を刊行し社会的要請に応えて行きたいと考えております。

現代は、マスメディアが発達した高度情報化社会といわれますが、私どもはあくまでも活字を主体とした出版こそ、ものの本質を考える基礎と信じ、本叢書をとおして社会に訴えてまいりたいと思います。これから生まれでる一冊一冊が、それぞれの読者を知的冒険の旅へと誘い、希望に満ちた人類の未来を構築する糧となれば幸いです。

吉川弘文館

歴史文化ライブラリー

近世史

神君家康の誕生 東照宮と権現様——曽根原 理
江戸の政権交代と武家屋敷——岩本 馨
江戸御留守居役 近世の外交官——笠谷和比古
検証 島原天草一揆——大橋幸泰
隠居大名の江戸暮らし 年中行事と食生活——江後迪子
大名行列を解剖する 江戸の人材派遣——根岸茂夫
江戸大名の本家と分家——野口朋隆
赤穂浪士の実像——谷口眞子
〈甲賀忍者〉の実像——藤田和敏
江戸の武家名鑑 武鑑と出版競争——藤實久美子
武士という身分 城下町萩の大名家臣団——森下 徹
次男坊たちの江戸時代 公家社会の〈厄介者〉——松田敬之
宮中のシェフ、鶴をさばく 江戸時代の朝廷と庖丁道——西村慎太郎
江戸時代の孝行者 「孝義録」の世界——菅野則子
死者のはたらきと江戸時代 遺訓・家訓・辞世——深谷克己
近世の百姓世界——白川部達夫
江戸の寺社めぐり 鎌倉・江ノ島・お伊勢さん——原 淳一郎
宿場の日本史 街道に生きる——宇佐美ミサ子
〈身売り〉の日本史 人身売買から年季奉公へ——下重 清
江戸の捨て子たち その肖像——沢山美果子
歴史人口学で読む江戸日本——浜野 潔
京のオランダ人 阿蘭陀宿海老屋の実態——片桐一男
それでも江戸は鎖国だったのか オランダ宿日本橋長崎屋——片桐一男
江戸の文人サロン 知識人と芸術家たち——揖斐 高
北斎の謎を解く 生活・芸術・信仰——諏訪春雄
江戸と上方 人・モノ・カネ・情報——林 玲子
エトロフ島 つくられた国境——菊池勇夫
災害都市江戸と地下室——小沢詠美子
浅間山大噴火——渡辺尚志
アスファルトの下の江戸 住まいと暮らし——寺島孝一
江戸時代の医師修業 学問・学統・遊学——海原 亮
江戸の流行り病 麻疹騒動はなぜ起こったのか——鈴木則子
江戸幕府の日本地図 国絵図・城絵図・日本図——川村博忠
江戸城が消えていく 『江戸名所図会』の到達点——千葉正樹
都市図の系譜と江戸——小澤 弘
江戸の地図屋さん 販売競争の舞台裏——俵 元昭
近世の仏教 華ひらく思想と文化——末木文美士
江戸時代の遊行聖——圭室文雄
幕末民衆文化異聞 真宗門徒の四季——奈倉哲三
江戸の風刺画——南 和男
幕末維新の風刺画——南 和男

歴史文化ライブラリー

ある文人代官の幕末日記 林鶴梁の日常——保田晴男
幕末の世直し 万人の戦争状態——須田 努
幕末の海防戦略 異国船を隔離せよ——上白石 実
江戸の海外情報ネットワーク——岩下哲典
黒船がやってきた 幕末の情報ネットワーク——岩田みゆき
幕末日本と対外戦争の危機 下関戦争の舞台裏——保谷 徹

近・現代史

幕末明治 横浜写真館物語——斎藤多喜夫
横井小楠 その思想と行動——三上一夫
水戸学と明治維新——吉田俊純
旧幕臣の明治維新 沼津兵学校とその群像——樋口雄彦
大久保利通と明治維新——佐々木 克
維新政府の密偵たち 御庭番と警察のあいだ——大日方純夫
明治維新と豪農 古橋暉皃の生涯——高木俊輔
京都に残った公家たち 華族の近代——刑部芳則
文明開化 失われた風俗——百瀬 響
西南戦争 戦争の大義と動員される民衆——猪飼隆明
明治外交官物語 鹿鳴館の時代——犬塚孝明
自由民権運動の系譜 近代日本の言論の力——稲田雅洋
明治の政治家と信仰 クリスチャン民権家の肖像——小川原正道
福沢諭吉と福住正兄《ふくずみまさえ》 世界と地域の視座——金原左門
日赤の創始者 佐野常民《つねたみ》——吉川龍子
文明開化と差別——今西 一
アマテラスと天皇 〈政治シンボル〉の近代史——千葉 慶
明治の皇室建築 国家が求めた〈和風〉像——小沢朝江
明治神宮の出現——山口輝臣
日清・日露戦争と写真報道 戦場を駆ける写真師たち——井上祐子
博覧会と明治の日本——國 雄行
公園の誕生——小野良平
啄木短歌に時代を読む——近藤典彦
東京都の誕生——藤野 敦
町火消たちの近代 東京の消防史——鈴木 淳
鉄道忌避伝説の謎 汽車が来た町、来なかった町——青木栄一
軍隊を誘致せよ 陸海軍と都市形成——松下孝昭
家庭料理の近代——江原絢子
お米と食の近代史——大豆生田 稔
失業と救済の近代史——加瀬和俊
選挙違反の歴史 ウラからみた日本の一〇〇年——季武嘉也
東京大学物語 まだ君が若かったころ——中野 実
海外観光旅行の誕生——有山輝雄
関東大震災と戒厳令——松尾章一
モダン都市の誕生 大阪の街・東京の街——橋爪紳也

歴史文化ライブラリー

- マンガ誕生 大正デモクラシーからの出発——清水 勲
- 第二次世界大戦 現代世界への転換点——木畑洋一
- 激動昭和と浜口雄幸——川田 稔
- 昭和天皇側近たちの戦争——茶谷誠一
- 海軍将校たちの太平洋戦争——手嶋泰伸
- 植民地建築紀行 満洲・朝鮮・台湾を歩く——西澤泰彦
- 帝国日本と植民地都市——橋谷 弘
- 稲の大東亜共栄圏 帝国日本の〈緑の革命〉——藤原辰史
- 地図から消えた島々 幻の日本領と南洋探検家たち——長谷川亮一
- 日中戦争と汪兆銘《おうちょうめい》——小林英夫
- 「国民歌」を唱和した時代 昭和の大衆歌謡——戸ノ下達也
- モダン・ライフと戦争 スクリーンのなかの女性たち——宜野座菜央見
- 彫刻と戦争の近代——平瀬礼太
- 特務機関の謀略 諜報とインパール作戦——山本武利
- 首都防空網と〈空都〉多摩——鈴木芳行
- 陸軍登戸研究所と謀略戦 科学者たちの戦争——渡辺賢二
- 〈いのち〉をめぐる近代史 堕胎から人工妊娠中絶へ——岩田重則
- 戦争とハンセン病——藤野 豊
- 日米決戦下の格差と平等 銃後信州の食糧・疎開——板垣邦子
- 「自由の国」の報道統制 大戦下の日系ジャーナリズム——水野剛也
- 敵国人抑留 戦時下の外国民間人——小宮まゆみ
- 銃後の社会史 戦死者と遺族——一ノ瀬俊也
- 海外戦没者の戦後史 遺骨帰還と慰霊——浜井和史
- 国民学校 皇国の道——戸田金一
- 〈近代沖縄〉の知識人 島袋全発の軌跡——屋嘉比 収
- 沖縄戦 強制された「集団自決」——林 博史
- 太平洋戦争と歴史学——阿部 猛
- スガモプリズン 戦犯たちの平和運動——内海愛子
- 戦後政治と自衛隊——佐道明広
- 米軍基地の歴史 世界ネットワークの形成と展開——林 博史
- 沖縄 占領下を生き抜く 軍用地・通貨・毒ガス——川平成雄
- 昭和天皇退位論のゆくえ——冨永 望
- 紙 芝 居 街角のメディア——山本武利
- 団塊世代の同時代史——天沼 香
- 闘う女性の20世紀 地域社会と生き方の視点から——伊藤康子
- 女性史と出会う——総合女性史研究会編
- 丸山真男の思想史学——板垣哲夫
- 文化財報道と新聞記者——中村俊介

文化史・誌

- 楽園の図像 海獣葡萄鏡の誕生——石渡美江
- 毘沙門天像の誕生 シルクロードの東西文化交流——田辺勝美
- 世界文化遺産 法隆寺——高田良信

歴史文化ライブラリー

語りかける文化遺産 ピラミッドから安土城・桂離宮まで——神部四郎次
落書きに歴史をよむ——三上喜孝
密教の思想——立川武蔵
霊場の思想——佐藤弘夫
四国遍路 さまざまな祈りの世界——星野英紀・浅川泰宏
跋扈《ばっこ》する怨霊 祟りと鎮魂の日本史——山田雄司
藤原鎌足、時空をかける 変身と再生の日本史——黒田 智
変貌する清盛 『平家物語』を書きかえる——樋口大祐
鎌倉 古寺を歩く 宗教都市の風景——松尾剛次
鎌倉大仏の謎——塩澤寛樹
日本禅宗の伝説と歴史——中尾良信
水墨画にあそぶ 禅僧たちの風雅——高橋範子
日本人の他界観——久野 昭
観音浄土に船出した人びと 熊野と補陀落渡海——根井 浄
浦島太郎の日本史——三舟隆之
宗教社会史の構想 真宗門徒の信仰と生活——有元正雄
読経の世界 能読の誕生——清水眞澄
戒名のはなし——藤井正雄
仏画の見かた 描かれた仏たち——中野照男
ほとけを造った人びと 止利仏師から運慶・快慶まで——根立研介
〈日本美術〉の発見 岡倉天心がめざしたもの——吉田千鶴子

祇園祭 祝祭の京都——川嶋將生
茶の湯の文化史 近世の茶人たち——谷端昭夫
海を渡った陶磁器——大橋康二
時代劇と風俗考証 やさしい有職故実入門——二木謙一
歌舞伎の源流——諏訪春雄
歌舞伎と人形浄瑠璃——田口章子
落語の博物誌 江戸の文化を読む——岩崎均史
大江戸飼い鳥草紙 江戸のペットブーム——細川博昭
神社の本殿 建築にみる神の空間——三浦正幸
古建築修復に生きる 屋根職人の世界——原田多加司
大工道具の文明史 日本・中国・ヨーロッパの建築技術——渡邉 晶
風水と家相の歴史——宮内貴久
日本人の姓・苗字・名前 人名に刻まれた歴史——大藤 修
読みにくい名前はなぜ増えたか——佐藤 稔
数え方の日本史——三保忠夫
大相撲行司の世界——根間弘海
武道の誕生——井上 俊
日本料理の歴史——熊倉功夫
吉兆 湯木貞一 料理の道——末廣幸代
アイヌ文化誌ノート——佐々木利和
宮本武蔵の読まれ方——櫻井良樹

歴史文化ライブラリー

流行歌の誕生 「カチューシャの唄」とその時代 — 永嶺重敏
話し言葉の日本史 — 野村剛史
日本語はだれのものか — 川口　良・角田史幸
「国語」という呪縛 国語から日本語へ、そして〇〇語へ — 川口　良・角田史幸
柳宗悦と民藝の現在 — 松井　健
遊牧という文化 移動の生活戦略 — 松井　健
薬と日本人 — 山崎幹夫
マザーグースと日本人 — 鷲津名都江
金属が語る日本史 銭貨・日本刀・鉄炮 — 齋藤　努
バイオロジー事始 異文化と出会った明治人たち — 鈴木善次
ヒトとミミズの生活誌 — 中村方子
書物に魅せられた英国人 フランク・ホーレーと日本文化 — 横山　學
災害復興の日本史 — 安田政彦
夏が来なかった時代 歴史を動かした気候変動 — 桜井邦朋

民俗学・人類学

歴史と民俗のあいだ 海と都市の視点から — 宮田　登
神々の原像 祭祀の小宇宙 — 新谷尚紀
女人禁制 — 鈴木正崇
民俗都市の人びと — 倉石忠彦
鬼の復権 — 萩原秀三郎
海の生活誌 半島と島の暮らし — 山口　徹
山の民俗誌 — 湯川洋司
雑穀を旅する — 増田昭子
自然を生きる技術 暮らしの民俗自然誌 — 篠原　徹
川は誰のものか 人と環境の民俗学 — 菅　豊
名づけの民俗学 地名・人名はどう命名されてきたか — 田中宣一
番と衆 日本社会の東と西 — 福田アジオ
記憶すること・記録すること 聞き書き論ノート — 香月洋一郎
番茶と日本人 — 中村羊一郎
踊りの宇宙 日本の民族芸能 — 三隅治雄
日本の祭りを読み解く — 真野俊和
柳田国男 その生涯と思想 — 川田　稔
婚姻の民俗 東アジアの視点から — 江守五夫
海のモンゴロイド ポリネシア人の祖先をもとめて — 片山一道

世界史

黄金の島 ジパング伝説 — 宮崎正勝
琉球と中国 忘れられた冊封使 — 原田禹雄
古代の琉球弧と東アジア — 山里純一
アジアのなかの琉球王国 — 高良倉吉
琉球国の滅亡とハワイ移民 — 鳥越皓之
王宮炎上 アレクサンドロス大王とペルセポリス — 森谷公俊
イングランド王国前史 アングロサクソン七王国物語 — 桜井俊彰

歴史文化ライブラリー

イングランド王国と闘った男 ジェラルド・オブ・ウェールズの時代 — 桜井俊彰
魔女裁判 魔術と民衆のドイツ史 — 牟田和男
フランスの中世社会 王と貴族たちの軌跡 — 渡辺節夫
ヒトラーのニュルンベルク 第三帝国の光と闇 — 芝　健介
スカルノ インドネシア「建国の父」と日本 — 後藤乾一・山﨑　功
人権の思想史 — 浜林正夫
グローバル時代の世界史の読み方 — 宮崎正勝

考古学

農耕の起源を探る イネの来た道 — 宮本一夫
O脚だったかもしれない縄文人 人骨は語る — 谷畑美帆
老人と子供の考古学 — 山田康弘
吉野ケ里遺跡 保存と活用への道 — 納富敏雄
〈新〉弥生時代 五〇〇年早かった水田稲作 — 藤尾慎一郎
交流する弥生人 金印国家群の時代の生活誌 — 高倉洋彰
古　墳 — 土生田純之
銭の考古学 — 鈴木公雄
太平洋戦争と考古学 — 坂詰秀一

古代史

邪馬台国 魏使が歩いた道 — 丸山雍成
邪馬台国の滅亡 大和王権の征服戦争 — 若井敏明
日本語の誕生 古代の文字と表記 — 沖森卓也
日本国号の歴史 — 小林敏男
古事記の歴史意識 — 矢嶋　泉
古事記のひみつ 歴史書の成立 — 三浦佑之
日本神話を語ろう イザナキ・イザナミの物語 — 中村修也
東アジアの日本書紀 歴史書の誕生 — 遠藤慶太
〈聖徳太子〉の誕生 — 大山誠一
聖徳太子と飛鳥仏教 — 曾根正人
倭国と渡来人 交錯する「内」と「外」 — 田中史生
大和の豪族と渡来人 葛城・蘇我氏と大伴・物部氏 — 加藤謙吉
古代豪族と武士の誕生 — 森　公章
飛鳥の宮と藤原京 よみがえる古代王宮 — 林部　均
古代出雲 — 前田晴人
エミシ・エゾからアイヌへ — 児島恭子
悲運の遣唐僧 円載の数奇な生涯 — 佐伯有清
遣唐使の見た中国 — 古瀬奈津子
古代の皇位継承 天武系皇統は実在したか — 遠山美都男
持統女帝と皇位継承 — 倉本一宏
古代天皇家の婚姻戦略 — 荒木敏夫
高松塚・キトラ古墳の謎 — 山本忠尚
壬申の乱を読み解く — 早川万年
家族の古代史 恋愛・結婚・子育て — 梅村恵子

歴史文化ライブラリー

万葉集と古代史 — 直木孝次郎
地方官人たちの古代史 律令国家を支えた人びと — 中村順昭
古代の都はどうつくられたか 中国・日本・朝鮮・渤海 — 吉田 歓
平城京に暮らす 天平びとの泣き笑い — 馬場 基
すべての道は平城京へ 古代国家の〈支配の道〉 — 市 大樹
都はなぜ移るのか 遷都の古代史 — 仁藤敦史
聖武天皇が造った都 難波宮・恭仁宮・紫香楽宮 — 小笠原好彦
平安朝 女性のライフサイクル — 服藤早苗
平安京のニオイ — 安田政彦
平安京の災害史 都市の危機と再生 — 北村優季
天台仏教と平安朝文人 — 後藤昭雄
藤原摂関家の誕生 平安時代史の扉 — 米田雄介
安倍晴明 陰陽師たちの平安時代 — 繁田信一
源氏物語の風景 王朝時代の都の暮らし — 朧谷 寿
古代の神社と祭り — 三宅和朗
時間の古代史 霊鬼の夜、秩序の昼 — 三宅和朗

中世史

源氏と坂東武士 — 野口 実
熊谷直実 中世武士の生き方 — 高橋 修
鎌倉源氏三代記 一門・重臣と源家将軍 — 永井 晋
吾妻鏡の謎 — 奥富敬之
鎌倉北条氏の興亡 — 奥富敬之
都市鎌倉の中世史 吾妻鏡の舞台と主役たち — 秋山哲雄
源 義経 — 元木泰雄
弓矢と刀剣 中世合戦の実像 — 近藤好和
騎兵と歩兵の中世史 — 近藤好和
その後の東国武士団 源平合戦以後 — 関 幸彦
声と顔の中世史 戦さと訴訟の場景より — 蔵持重裕
運 慶 その人と芸術 — 副島弘道
乳母の力 歴史を支えた女たち — 田端泰子
荒ぶるスサノヲ、七変化 〈中世神話〉の世界 — 斎藤英喜
曽我物語の史実と虚構 — 坂井孝一
日 蓮 — 中尾 堯
捨聖《すてひじり》一 遍 — 今井雅晴
神や仏に出会う時 中世びとの信仰と絆 — 大喜直彦
神風の武士像 蒙古合戦の真実 — 関 幸彦
鎌倉幕府の滅亡 — 細川重男
足利尊氏と直義 京の夢、鎌倉の夢 — 峰岸純夫
東国の南北朝動乱 北畠親房と国人 — 伊藤喜良
南朝の真実 忠臣という幻想 — 亀田俊和
中世の巨大地震 — 矢田俊文
大飢饉、室町社会を襲う！ — 清水克行

歴史文化ライブラリー

贈答と宴会の中世――盛本昌広
中世の借金事情――井原今朝男
庭園の中世史 足利義政と東山山荘――飛田範夫
土一揆の時代――神田千里
山城国一揆と戦国社会――川岡 勉
一休とは何か――今泉淑夫
中世武士の城――齋藤慎一
武田信玄――平山 優
歴史の旅 武田信玄を歩く――秋山 敬
武田信玄像の謎――藤本正行
戦国大名の危機管理――黒田基樹
戦乱の中の情報伝達 使者がつなぐ中世京都と在地――酒井紀美
戦国時代の足利将軍――山田康弘
名前と権力の中世史 室町将軍の朝廷戦略――水野智之
戦国を生きた公家の妻たち――後藤みち子
鉄砲と戦国合戦――宇田川武久
検証 長篠合戦――平山 優
よみがえる安土城――木戸雅寿
検証 本能寺の変――谷口克広
加藤清正 朝鮮侵略の実像――北島万次
北政所と淀殿 豊臣家を守ろうとした妻たち――小和田哲男
豊臣秀頼――福田千鶴
偽りの外交使節 室町時代の日朝関係――橋本 雄
朝鮮人のみた中世日本――関 周一
ザビエルの同伴者 アンジロー 戦国時代の国際人――岸野 久
海賊たちの中世――金谷匡人
中世 瀬戸内海の旅人たち――山内 譲

各冊一七〇〇円～一九〇〇円(いずれも税別)
▽残部僅少の書目も掲載してあります。品切の節はご容赦下さい。